DR GELINEAU

Hygiène
de l'Oreille
et des Sourds

PARIS

A. MALOINE ÉDITEUR

Tc 14
108

Hygiène de l'Oreille

ET

DES SOURDS

BIBLIOTHÈQUE NATIONALE
R.F.
IMPRIMÉ

OUVRAGES DE L'AUTEUR

De la Kénophobie ou Peur des Espaces . . .   3 fr. »

Des Névroses spasmodiques. . . . .   3 fr. »

De la Narcolepsie ou maladie du sommeil. .   2 fr. 50

Traité de l'Angine de poitrine . . . . . .   8 fr. »

Maladies et Hygiène des gens Nerveux. . .   4 fr. »

Des Peurs maladives ou Phobies . . . . .   4 fr. »

Les Déséquilibrés des Jambes. — 1re Série :
L'Astasie — Abasie.

EN PRÉPARATION :

Des Epilepsies.

SAINT-AMAND (CHER). — IMPRIMERIE BUSSIÈRE FRÈRES.

Hygiène

DE L'OREILLE

ET

DES SOURDS

PAR LE

Dr GÉLINEAU

BIBLIOTHÈQUE NATIONALE · IMPRIMÉS

PARIS

A. MALOINE, ÉDITEUR

23-25, RUE DE L'ÉCOLE DE MÉDECINE, 23-25

1897

Hygiène de l'Oreille et des Sourds

CHAPITRE PREMIER

IMPORTANCE DU SENS DE L'OUÏE ET NÉCESSITÉ
DE SON ÉTUDE

L'*oreille* est l'organe de l'*Ouïe*. C'est un appareil
très compliqué qui nous fait percevoir les sons ou les
bruits transmis par les corps extérieurs mis en vibration.

Les maladies de l'ouïe sont très communes puisqu'en consultant le tableau des conscrits réformés
en France on en trouve de 25 à 28 %/₀ reconnus im-
propres au service militaire pour ce genre d'affection.

Il existe, malheureusement, une opinion très ré-
pandue de par le monde ; c'est qu'il ne faut pas
toucher aux oreilles ; qu'on s'expose à mille dangers,
et, en particulier, à la surdité, en s'en occupant.

Quant à ceux qui souffrent de douleurs parfois horribles de ces organes, on se contente de les plaindre en les abandonnant à leurs gémissements. Consultent-t-ils le médecin, celui-ci se borne à suivre vis-à-vis d'eux, la vieille routine thérapeutique : des injections d'eau de guimauve ou de tête de pavot, des bourdonnets de coton imbibés de baume tranquille laudanisé, un purgatif (parfois on ose aller jusque-là) une mouche derrière l'oreille, des bains de pieds sinapisés et tout est dit. « Sauve-t-en si tu peux, semble dire à son malade le praticien. Tant mieux ; j'ai fait mon devoir vis-à-vis de toi, que la bonne nature te vienne en aide à son tour ! »

Eh bien, il faut protester contre ce triste abandon ; comme l'oculistique, en effet, l'otologie a fait depuis vingt ans d'immenses progrès ; il est bien prouvé aujourd'hui qu'une grande partie des sourds qu'on interroge, ne sont devenus tels que par l'abandon ou l'ignorance du milieu qui les entoure ou du médecin qui les a soignés. Si par mes conseils, si par mes recommandations hygiéniques, je parviens à sauver de la surdité, un seul de ceux qui me lisent, j'aurai atteint mon but et rendu un service de plus à notre pauvre humanité !

L'Importance du sens de l'ouïe est considérable et nous ne pouvons la soupçonner que lorsque après de longues années d'une audition parfaite, nous venons à la perdre. Malheureusement, on ne s'en aperçoit pas tout d'abord et de même qu'un cataracté ne s'aperçoit que par hasard en se levant, un beau matin, qu'un de ses cristallins s'est opacifié et que sa vue est perdue d'un côté, de même aussi, une de nos oreilles étant suffisamment bonne, nous pouvons pendant longtemps entendre un interlocuteur placé en face ou à côté et ne nous apercevoir du malheur qui nous est arrivé, qu'après de longues années. Or quand notre bonne oreille chancelle à son tour, et quand le mal nous est enfin révélé, il est souvent trop tard pour y remédier.

Si la perte de l'audition devient complète, de combien de sensations intimes et faisant les délices de la vie, sommes-nous privés? Avons-nous été gratifiés par la nature d'un cœur tendre et affectueux, nous n'entendons plus une voix aimée nous consoler dans nos peines, relever notre courage en nous assurant de sa sympathie? Vivons-nous dans le monde? nous cherchons en vain à deviner, en suivant attentivement le mouvement des lèvres des personnes qui nous entourent, ce qui fait l'objet de leur entretien? Et quelle tristesse de voir autour de nous les gens s'animer, se faire la réplique, rire aux éclats, pérorer, vivre enfin, sans que nous y prenions part nous-même. Pour le sourd, plus de plaisir au théâtre, plus de sentiment musical possible, plus de mélodie descendant jusqu'au fond de l'âme et la mettant en vibration comme le vent de la vallée d'Argos faisant bruire de son souffle lointain les harpes éoliennes! Et à combien de dangers le sourd est-il exposé, qu'il ne peut deviner et dont rien ne l'avertit? Est-il chasseur? le gibier fuit sous ses pas ou s'envole à son approche sans que le bruit de ses ailes ou celui de ses pas sur les feuilles du bois jaunies par l'automne le fasse tressaillir ?

La perte de l'ouïe exerce encore sur l'état psychique de ceux qui en sont affectés une influence incontestable. Les sourds sont méfiants, jaloux, rancuniers et profondément tristes. Insensiblement, et à mesure que leur infirmité devient plus grave, ils fuient la compagnie des hommes et se séparent de plus en plus d'un monde qui leur est odieux. Ils se regardent comme les parias de la société moderne. Sans doute, on trouve parmi les sourds des hommes distingués, mais ils sont peu nombreux. Parmi ceux-là je citerai un poète arabe du huitième siècle, Alkofay, Fobard, un tacticien qui n'a pas été sans mé, rite ; un poète allemand, Engelshall, La Condamine l'illustre compositeur Beethoven (1). Ils ont eu sans doute quelque célébrité, mais ont-ils été heureux ?... Non, et la vie connue du musicien allemand a été une longue suite de chagrins, de désespoirs intimes, profonds, insondables (2) !

Et cette privation de l'ouïe n'est pas la seule tris-

(1) La surdité extrème de Beethoven le rendait profondément mélancolique et bizarre. On ne lui connut jamais ni femme ni maîtresse ; mais il eut deux goûts impérieux en revanche et qu'il satisfit toujours tant qu'il eût la santé, celui des déménagements et de la promenade. A peine était-il installé dans un appartement qu'il y trouvait des inconvénients et s'empressait d'en chercher un autre, si bien que, très connu pour ces changements, personne ne voulait de lui pour locataire En second lieu, quelque temps qu'il fit après son diner, vent, pluie, orage ou grêle, il sortait et faisait à pied une promenade de deux heures.

(2) Un des rédacteurs les plus brillants du journal *le Soleil* et de la *Gazette de France* est très sourd.

tesse, le seul stigmate déprimant qu'entraînent les maladies de l'oreille ; quelques-unes d'entre elles, font perdre en outre. à l'homme, la faculté de s'orienter, de se diriger avec certitude, de se tenir en équilibre. — Le mal débute alors par une sorte de vertige intermittent au début, de plus en plus rapproché à la fin — les malades voient tout tourner autour d'eux, et quelques-uns même finissent par être entraînés dans ce mouvement giratoire incessant qui leur donne l'apparence d'hommes ivres ou de derviches tourneurs.

Le nombre des personnes atteintes de surdité est beaucoup plus considérable qu'on se l'imagine, et cela tient ainsi que je l'ai dit plus haut à ce que l'une des oreilles est encore assez bonne, tandis que l'autre n'entend plus. De même qu'il est rare que la vue soit aussi bonne d'un côté que de l'autre, de même aussi, nous avons fréquemment une oreille qui entend moins bien que sa sœur ; mais tout le corps humain est sujet à ces anomalies. N'avons-nous pas un côté de la poitrine, une jambe plus développée que l'autre? notre main droite n'est-elle pas généralement plus habile que la gauche ? — Une moitié de notre corps n'est-elle pas presque toujours le siège d'une maladie plutôt que l'autre moitié? Les amygdalites, bronchites fluxions de poitrine, pleurésies, douleurs rhumatismales nous assaillent généralement au même endroit. Il en est de même pour nos oreilles. A un certain âge, l'une des deux s'affaiblit et souvent sans qu'on s'en aperçoive.

Si l'homme adulte ou âgé ne prête pas attention au début de cette infirmité, on s'en préoccupe encore moins dans l'enfance et c'est un grand tort. Oui, c'est un malheur qu'on n'examine pas sous ce rapport les écoliers au moment où ils commencent leurs classes. Et il serait si facile de procéder à cette étude comparative de la manière suivante : On bouche les oreilles successivement avec un doigt et on approche tour à tour une montre de celle restée libre. On s'assure alors de la distance à laquelle l'enfant ou l'adulte perçoit le tictac de l'instrument. On note cette distance avec soin, ce qui indique si l'enfant peut, oui ou non, suivre les cours du professeur ou de la maîtresse. On remarque encore par ce moyen à quelle distance du maître il faudra le placer, pour qu'il puisse suivre les leçons avec fruit. Cette étude est d'une importance capitale pour l'avenir des jeunes écoliers. Il ne suffit pas, en effet, à ces derniers, d'être de bons élèves, d'être studieux, attentifs, il faut encore, étant jetés dans le même moule et soumis aux mêmes enseignements, qu'ils puissent entendre, recueillir, noter les paroles du maître, autrement toutes les bonnes qualités, toute l'intelligence du monde, ne feraient pas d'un élève sourd, un élève instruit, puisqu'il ne distingue pas les phrases sorties des lèvres de l'éducateur.

Notre confrère, le docteur Gellé, un auriste très compétent, a écrit sur ce sujet des remarques très justes que je reproduis ici avec plaisir, tant elles sont utiles et vraies :

« L'enfant est-il faible, est-il bien entendant,

bien voyant, bien parlant ; est-il intelligent ou non ? C'est à l'avenir d'en décider : on n'a pas paru s'en préoccuper jusque-là : cependant, on exige de tous la même attention, les mêmes efforts, et la leçon est donnée dans les mêmes conditions pour tous.

» Or, la plus grande diversité dans les mêmes facultés de l'intelligence et dans les aptitudes sensorielles existe parmi les enfants.

» Le classement des compositions rend la première manifeste ; quant aux inégalités dans l'acuité de la vue et de l'ouïe, peu de parents paraissent s'en préoccuper. Et cependant la vue et l'ouïe ne sont-elles pas les portes de l'intelligence ? Et les maladies des yeux et des oreilles sont-elles donc rares dans le jeune âge ? La réalité est que tout le monde est convaincu de l'importance des sens ; mais on semble ignorer qu'à cet âge, l'affaiblissement des organes de l'ouïe est à son début ; et surtout on ignore que le séjour scolaire crée, pour les sujets ainsi atteints, (et ils sont nombreux,) des conditions tout à fait désavantageuses qu'il est urgent de signaler.

» Chaque maître classe ses élèves : celui-ci est paresseux, tel autre indocile, tel intelligent, etc... Les devoirs mal faits, les dictées sans cesse mal écrites, les fautes constantes, le manque d'obéissance aux ordres, la légèreté, l'inattention, tout cela est bien évidemment d'un sujet arriéré, d'un méchant élève, d'un mauvais naturel. Cependant, s'il entend mal, s'il voit moins, un enfant n'aura-t-il pas une difficulté particulière à suivre le cours ? Son état exige alors d'autres soins, d'autres procédés d'éducation ; ce n'est point le cas des réprimandes.

» Montrons qu'il n'y a rien d'exagéré dans cette vue ; que les conditions de l'audition ne sont nulle part plus importantes à étudier qu'à l'école. — L'enfant apprend par l'oreille ; c'est par là qu'on le commande, qu'on le dirige, qu'on lui trace ses devoirs. qu'on les lui explique. qu'on le conseille, qu'on le blâme, qu'on le loue. C'est par là qu'il subit l'action la plus pénétrante du maître ; la leçon orale établit, en effet, la plus intime communion entre l'élève et le maître.

» Tout ce qui tend à diminuer ces rapports nécessaires, devient fatalement une cause d'arrêt dans les progrès de l'enfant, et nuit au développement rapide de son intelligence. Au moins, devient-il toujours plus difficile et souvent impossible à l'enfant, dont l'oreille est dure, de suivre dans le cours des études, ses compagnons bien entendants vers des classes plus élevées.

» Nous n'avons pas ici à donner des règles sur la disposition des classes, leur construction, etc., sujet qui demande de longs développements, et fait l'objet d'un traité spécial. — Les professeurs, instituteurs devront s'inspirer du travail de notre maître.

» L'important est que l'instituteur sache actuellement qu'un mauvais élève peut n'être qu'un sourd, ou, pour mieux dire, un mal entendant. »

Comment expliquer cette indifférence générale chez l'enfant et l'adulte à propos de l'audition et de quelques-uns de nos sens ?... Par le peu de place et de relief qu'ils occupent dans l'organisme ; Tandis que certains de nos viscères, (cerveau, cœur, poumons, foie, tube digestif) présentent une étendue et une importance très grande, car on ne peut vivre sans eux, la parole, l'ouïe, la vue n'existent et ne s'exercent qu'au moyen d'un petit groupe de pièces formant un appareil complet, dont chaque rouage joue un rôle déterminé mais sans que sa suppression détermine la mort. C'est surtout vrai pour l'ouïe car si l'on s'est occupé beaucoup de l'Hygiène de la vue et de la parole, on a laissé un peu trop dans l'oubli, celle de l'ouïe. Et cependant, bien que cet appareil ait un rôle plus modeste et moins saillant que la vue, son intégrité est tout aussi essentielle. « C'est le plus intellectuel de tous les sens, a dit le professeur Ball ! » Montegazza, qui s'est occupé beaucoup, de l'ouïe, l'appelle, avec raison aussi, le sens social par excellence et le premier défenseur de la vie. » Traffichetti, un vieux médecin de Rimini, écrivait en 1565 : « L'audition étant une faculté aussi parfaite et aussi noble, il est de notre devoir d'être pleins de soins et de sollicitude pour la conserver, de manière à jouir de ses bienfaits si précieux. » Sans l'ouïe, connaîtrions-nous, en effet, l'éloquence et la philosophie, et la politique dont tout le monde s'occupe aujourd'hui surtout depuis la diffusion des journaux à cinq centimes ? Nous ne nous ferions de toutes ces choses et de beaucoup d'autres, que des idées imparfaites ou fausses ; nous ne serions, comme l'a dit le Dr Bonnafond, que des étrangers dans le monde ! Voyez plutôt la tristesse et l'isolement d'un

1*

sourd dans une famille; il n'en goûte ni les joies, ni les plaisirs et reste dans la solitude et l'abandon.

On a, depuis la découverte de l'ophtalmoscope, parlé souvent de l'aspect admirable présenté par la rétine, foyer obscur sur lequel viennent prendre place toutes les images reçues du dehors ; et il est certain que ce spectacle est tout à fait saisissant ; mais celui du limaçon de l'oreille n'est pas moins merveilleux et il séduit tout autant. Aussi *Heers Scott* appelle-t-il l'oreille, la merveille des merveilles et *Vigna* en la comparant aux autres sens, démontre bien par les considérations suivantes, son extrême importance.

« Tandis qu'en l'absence du sens tactile, tout le monde comprend que l'impénétrabilité, la dureté, et les autres propriétés des corps existeraient telles que nous les connaissons, de même, sans le sens olfactif, le parfum des fleurs n'en existerait pas moins ; en l'absence du goût, les substances ne perdraient pas pour cela leurs particules solubles, la lumière ne serait pas morte, et le monde ne serait pas obscur et ténébreux, quand bien même tout animal serait aveugle.

« Le son, stimulant et spécifique de l'oreille n'est pas un objet matériel, ni un fluide impondérable. Par lui-même, il n'est rien et n'a de valeur que comme indication d'un mouvement quelconque. Sans l'oreille, il y aurait des vibrations de l'air, un mouvement particulier de l'air, mais pas de son.

« La cause immédiate qui excite le sens de l'ouïe et par laquelle nous communiquons avec le monde extérieur, est le mouvement ondulatoire de l'air et non un autre. Or, ce mouvement ne peut être perçu ni par la vue, ni par le tact. Ces derniers sens n'ont jamais jusqu'ici suppléé à l'oreille et personne n'a pu distinguer à leur aide, les ondes sonores et leurs modifications. »

Cependant, depuis cent ans, la science ou plutôt des observateurs habiles et patients, prenant en pitié les tristesses de l'existence des sourds et surtout des sourds-muets, ont cherché, sous l'aiguillon d'une immense charité chrétienne, à effacer les différences sociales existant entre les sourds et le reste des hommes. Ils leur ont appris à cueillir, pour ainsi dire, à saisir couramment sur les lèvres de leur interlocuteur, les paroles qu'elles prononcent et à y répondre par des sons articulés d'une manière assez nette pour qu'une conversation devienne et reste possible. On a donc extrêmement adouci le sort de ces parias de l'humanité.

Misérable, en effet, était leur condition ; quand on songe que Pline faisant jouer à l'ouïe un rôle important dans la vie intellectuelle, disait que tout sourd-muet était en même temps un idiot, et que Justinien comparant le sourd-muet au fou, leur refusait, de même qu'au fou, tout droit civil parce que manquant d'intelligence, disait-il, ils ne pouvaient avoir de jugement !...

Et cet ostracisme a pesé lourdement pendant de longs siècles sur les sourds-muets ! Ils étaient considérés comme mineurs ; l'interdit était prononcé contre eux, et maintes fois, on a hésité et discuté, si on ne devait pas leur interdire le mariage? Au commencement du siècle, cette même question a été soulevée au conseil d'Etat ; on s'appuyait pour l'adopter sur l'influence de l'hérédité de cette infirmité. Et qu'on ne croie pas que des jurisconsultes obscurs aient seuls étudié et discuté cette question ? Non, elle a été sérieusement examinée lors de la création du code civil français par des hommes de valeur qui s'appelaient : Napoléon, Cambacérès, Réal, Régnault de Saint-Jean d'Angély et Portalis. D'après ces considérations, l'importance de l'organe de l'ouïe justifie donc bien l'étude attentive que nous allons faire de son hygiène.

Nous diviserons celle-ci en quatre chapitres ; 1° L'hygiène du nouveau-né, 2° l'hygiène de l'enfant, 3° l'hygiène de l'adulte, et enfin 4° l'hygiène du vieillard ; nous passerons ensuite en revue les diverses causes occasionnant les maladies des oreilles ; nous énumérerons plus loin, les plus communes de ces affections ; nous dirons encore les soins hygiéniques à prendre, et nous terminerons par la prothèse acoustique , c'est-à-dire par l'examen des moyens pouvant remédier à la surdité. Mais auparavant, nous devons, pour nous faire mieux comprendre de nos lecteurs, leur présenter une courte description anatomique de l'oreille.

CHAPITRE II

DESCRIPTION ANATOMIQUE ET PHYSIOLOGIE DE L'OREILLE

Nous croyons utile d'indiquer ici, en termes aussi clairs que possible, comment est construit et comment fonctionne cet admirable appareil de l'ouïe, que la Providence a placé dans l'intérieur du crâne afin qu'il soit plus efficacement protégé. Il est en outre recouvert par des os épais et ne laissant exposées aux intempéries de l'air ou aux chocs traumatiques, que les parties les moins essentielles et les moins importantes de l'appareil auditif.

Ainsi, c'est dans un des os les plus durs, les plus compacts, les mieux défendus par des muscles épais contre les atteintes des corps vulnérants, c'est dans l'os temporal, dis-je, qu'il est logé, ne présentant au dehors que les diverses parties qui constituent l'oreille externe ; — plus profondément est l'oreille moyenne, et enfin plus profondément encore se trouve la partie la plus essentielle, l'oreille interne appelée aussi le labyrinthe.

Cet os épais, qu'on appelle le Temporal, est composé lui-même de trois portions, la portion *écailleuse*, qui constitue cette partie de la tête qu'on appelle la tempe, un des points les plus vulnérables du crâne, la portion *mastoïdienne* qui fait saillie derrière et dans le bas de l'oreille et enfin la partie *pétreuse* qu'on appelle également le *rocher* où est enfoui, pour ainsi dire, le labyrinthe. Ces trois parties sont séparées les unes des autres jusqu'à trois ou quatre ans, par des prolongements d'une membrane fibreuse très épaisse qui enveloppe tout le cerveau et qu'on appelle la *dure-mère*. Cette dernière disposition qui établit une communication entre l'oreille externe, moyenne et interne, nous aide à comprendre comment on a à redouter, pendant l'enfance et jusqu'à quatre ou cinq ans, qu'une inflammation, en apparence peu grave, apparaissant à l'oreille externe, s'étende parfois en gagnant le tympan et le labyrinthe jusqu'au cerveau lui-même et mette en danger de mort, ces tendres créatures.

L'*oreille externe* comprend le pavillon de l'oreille avec ses plis et ses replis qui ont probablement pour but de mieux réfléchir les ondes sonores venues du dehors et le conduit auditif du *méat* externe, Le méat est osseux au voisinage du tympan et plus en dehors, devient cartilagineux pour former ce qu'on appelle *la conque*. La peau de l'oreille proprement dite est très fine, mais à mesure qu'elle s'enfonce dans la cavité, elle prend les caractères des muqueuses, c'est-à-dire qu'elle devient rosée, délicate et comme transparente. De nombreux vaisseaux la parcourent communiquant largement avec ceux du cerveau et une grande quantité de glandes secrètent à la surface une sorte de cire jaunâtre qui la protège contre l'impression trop vive de l'air froid extérieur. Cette muqueuse tapisse également la surface extérieure du tympan, partie constitutive de l'oreille moyenne.

L'oreille *moyenne* ou *tympanique* est une sorte de cavité allongée, oblongue qu'on a comparée à l'ancien tympanon des Grecs ou à la caisse roulante de nos musiques militaires actuelles.

Cette cavité creusée comme nous l'avons dit dans la partie la plus profonde de l'os temporal, dans le rocher, a trois portes ou ouvertures, mais closes par des replis de la muqueuse, et elle se prolonge en bas et en arrière dans cette partie de l'os temporal qui fait saillie en bas et qu'on appelle l'apophyse mastoïde. Cette apophyse formée par une pellicule osseuse sans communication avec l'air extérieur est creuse à l'intérieur et renferme de grandes cellules où fuse quelquefois le pus formé dans l'oreille moyenne enflammée.

Des trois portes du canal tympanique, deux sont complètement fermées par une membrane muqueuse, celle en dehors par le tympan, celle en dedans par la fenêtre ovale et la fenêtre ronde.

C'est entre ces deux membranes et en traversant, comme un câble électrique, l'intervalle de l'une à l'autre, que se trouve la chaîne des os de l'oreille s'articulant les uns avec les autres ; ces os sont au nombre de quatre appelés de dehors en dedans, le *marteau*, l'*enclume*, l'*os lenticulaire* et l'*étrier* ainsi appelé parce qu'il ressemble à un étrier de cheval. Le marteau et l'enclume apparaissent très bien accolés à la face interne du tympan, quand on éclaire ce dernier vivement par une lumière éclatante ou un miroir la reflétant et la projetant en dedans. Les ondes sonores viennent-elles à se réfléchir sur le tympan, celui-ci entre en vibration et la communique au marteau : à son tour le marteau agite l'enclume qui fait basculer l'os lenticulaire et l'étrier. Ce mouvement analogue à celui d'une sonnette violemment agitée, se répercute dans la fenêtre ovale et donne au labyrinthe (oreille interne) la perception du son.

La troisième porte devait être nécessairement ouverte : il fallait bien en effet que les mucosités secrétées dans l'oreille interne eussent un conduit, un canal par où s'échapper au dehors. Eh bien il y a à la partie intérieure et inférieure de l'oreille moyenne, un canal qu'on a appelé la *trompe d'Eustache*, du nom de celui qui l'a découverte le premier, et dont une extrémité s'ouvre en haut dans la caisse et l'autre à la partie inférieure et postérieure des fosses nasales. Chez l'enfant naissant, les cellules mastoïdiennes, la trompe et l'oreille moyenne sont remplies d'une substance gélatineuse qui peu à peu se résorbe et disparaît avec les mouvements de la respiration et de la déglutition.

L'intérieur de la caisse du tympan et de l'oreille

moyenne est tapissé par une membrane muqueuse extrêmement délicate qui se continue dans la trompe d'Eustache et, de là, se prolonge dans la gorge et les fosses natales. Cette continuité explique les sympathies si grandes qui existent en cas de maladies ou d'inflammation des amygdales, du pharynx ou du nez avec les oreilles. Dans ces cas, cette muqueuse, riche en vaisseaux et en filets nerveux, rougit, se tuméfie, devient sensible et secrète un liquide clair et salé très abondant; et pour peu que le malade y prête quelque attention, il sent la trompe d'Eustache s'encombrer ou s'obstruer. Ce liquide intérieur plus ou moins épais s'y accumulant, l'air n'entre plus alors aussi librement dans la caisse; le sujet n'entend plus aussi bien et est souvent obligé de cracher ou de se moucher fréquemment pour dédébarrasser la caisse du tympan et la gorge des mucosités qui affluent de là, dans le pharynx. Un léger craquement perçu alors dans la trompe annonce, le plus souvent, le rétablissement et l'arrivée de l'air extérieur dans l'oreille moyenne.

En temps ordinaire, chaque mouvement de déglutition fait aussi rentrer de l'air dans la caisse et y établit une certaine ventilation, chose très importante et même nécessaire. Ne sait-on pas qu'un roulement pratiqué sur un tambour ne résonnerait guère si ses parois n'étaient pas percées d'un petit trou par lequel l'air s'introduit.

Sans cela, la peau d'âne ne vibrerait point. D'autre part, il est reconnu en physique, que pour faire résonner une membrane, il faut que la pression soit égale sur les deux faces. Eh bien, ici, le tympan subissant en dehors la pression atmosphérique, il faut, pour qu'il vibre, que la pression sur sa face interne soit égale et le rôle de la trompe d'Eustache est de faire pénétrer l'air extérieur au dedans de la caisse. Remarquons, en outre, que l'air pénétrant dans la caisse, étant humide, empêche le tympan de devenir trop sec.

Quand la trompe d'Eustache est obstruée pendant un certain temps, le sujet devient sourd et peut rester tel, si cet état se prolonge.

Quant au rôle des cellules mastoïdiennes, elles servent à mieux faire résonner les sons ; d'autres physiologistes prétendent qu'en outre, elles atténuent l'intensité trop grande des sons en laissant l'air de la caisse trop abondant dans certains cas, s'échapper et se répandre dans leur cavité assez considérable, ce qui prévient la rupture du tympan.

Oreille interne ou labyrinthe. — Cette partie de l'oreille, la plus intéressante assurément, est constituée par diverses cavités et plusieurs canaux communiquant les uns avec les autres, tous creusés dans l'os temporal et dans sa partie la plus dure, la plus compacte. La nature prévoyante a logé dans cet endroit profond et abrité avec soin les organes d'une délicatesse infinie qui servent à la transmission des ondes sonores venues du dehors.

On a donné à ces cavités et à ces canaux les noms de Vestibule, de Conduits semi-circulaires et de Limaçon parce que ce dernier creusé dans l'os comme nous l'avons dit, représente exactement en petit, l'aspect intérieur d'un limaçon. On peut le comparer encore à un escalier tournant en pierre, très large à sa base, mais diminuant de plus en plus jusqu'à son sommet et tournant autour d'un axe qu'on appelle la *columelle*. Sur chaque marche s'étalent en rayonnant, les ramifications de plus en plus minces du nerf acoustique, parallèles entre elles comme les cordes d'une harpe et toujours prêtes à entrer en vibration sous l'influence ou le choc des ondes sonores transmises au vestibule par la fenêtre ovale s'ouvrant au contact de la chaîne des osselets. En réalité, le son venu du dehors s'introduit dans le conduit auditif externe et frappe le tympan, ce qui met premièrement en branle les osselets, secondement, les ramifications du nerf auditif qui transmet à son tour, l'impression et la perception définitive au cerveau.

Le vestibule est la partie essentielle de l'audition : il existe chez tous les animaux qui entendent. Il forme une espèce de sac ou aboutissent le limaçon en avant et en dessous et les canaux en arrière et en dessous, ces deux parties sont des organes accessoires, complémentaires de l'audition ; toutes sont remplies d'une sorte de gelée molle et transparente. Le vestibule communique avec la caisse du tympan par la fenêtre ovale et par la fenêtre ronde au moyen du limaçon.

Quant aux conduits ou canaux semi-circulaires qui s'entrecroisent de haut en bas et latéralement, ils ont, pendant longtemps excité, la sagacité des physiologistes se demandant quelle pouvait être leur utilité. Tout d'abord on a pensé, et c'est avec raison selon nous, qu'ils servaient à répercuter le son, à l'enfler, à le rendre plus retentissant à la façon d'un timbre profond, mais on a trouvé, en outre, qu'ils présidaient au sens de l'équilibre et donnaient la notion de l'espace.

Entrons pour cela dans quelques détails et voyons si cette opinion est fondée !

Les différents points de la rétine peuvent-ils nous donner à la fois les sensations des couleurs et les trois sensations qui nous permettent de comprendre l'espace, hauteur, largeur et profondeur ? Nous ne le croyons pas, la vue ne doit jouer ici, aussi bien que le toucher, qu'un rôle complémentaire, un rôle rectificatif ; elle facilite la notion de l'espace, elle nous aide à le comprendre, mais rien de plus. Ainsi un aveugle l'apprécie assez exactement. En entendant les cloches des divers villages sonnant autour de lui à la campagne, il distinguera très bien celles qui sont près de celles qui sont éloignées et les désignera au besoin ; de même — quand il aura marché en travers d'un trottoir, il en connaîtra la largeur — il apprécie donc l'espace sans le secours de ses yeux. M. Delbœuf (*Revue philosophique*, 1877), dit avoir vu des aveugles éviter, en jouant aux barres, de fouler les plates-bandes et saisir la barre au moment d'être atteints, ce qui prouve bien qu'ils ont la notion de l'espace. On peut conclure de ces exemples que la vue ne donne pas une semblable faculté, et qu'il existe véritablement un *organe spécial* tout à fait indépendant de la vue, donnant la notion de l'espace et des trois dimensions qui le constituent.

On comprendrait du reste difficilement, a dit Helmholtz qu'une seule excitation nerveuse, fût-elle agrandie par l'habitude de l'exercice, servît à la fois aux deux sensations différentes de la lumière et de l'espace et il est bien plus rationnel de penser que cette dernière notion ne s'acquiert que par l'intermédiaire d'un sens spécial.

Or, les observations et les expériences de M. Flourens et de M. Cyon, prouvent que ce sens réside dans les canaux semi-circulaires dont les trois directions perpendiculaires entre elles correspondent aux trois dimensions de l'espace : largeur, hauteur et profondeur et que c'est l'excitation des fibres nerveuses répandues dans ces canaux qui rend l'appréciation de l'espace possible.

M. Cyon a démontré par de nombreuses expériences, en opérant la section de ces canaux qu'ils ne donnaient que la notion de l'espace sans servir à l'audition et plusieurs faits pathologiques l'ont également démontré.

Rappelons en quelques mots les résultats de ces belles expériences.

« La section du canal membraneux horizontal détermine chez le pigeon des oscillations horizontales du côté opposé au côté sain.

» La section du même canal du côté opposé augmente la violence de ces oscillations, l'animal perd l'équilibre, tombe à chaque pas, et ne peut se soutenir que si on relève son bec avec le doigt, encore faut-il qu'il s'appuie sur sa queue inclinée en bas.

» La section du canal vertical postérieur, qui se dirige de haut en bas en croisant perpendiculairement celui dont nous venons de parler, provoque des mouvements de haut en bas.

Celle du canal vertical supérieur antérieur des mammifères, détermine des mouvements d'arrière en avant.

« Quel que soit le canal sectionné, il y a toujours perte d'équilibre, impossibilité de s'orienter dans telle ou telle direction, correspondant à celle du canal coupée, mais *il y a toujours conservation de l'ouïe.* »

On est donc, d'après cette expérience, fondé à croire que ces canaux servent : 1° au maintien de l'équilibre ; 2° à l'orientation de notre corps dans l'espace, en un mot, à la notion du sens de l'espace.

Mais on pourrait objecter que la section d'un canal membraneux pouvant se cicatriser promptement n'offre pas une analogie complète avec la section d'un nerf — la lésion est moins complète, l'expérience moins radicale, de sorte que l'ouïe peut ne pas disparaître après la section du canal, sans qu'on soit en droit de refuser pour cela un certain rôle dans l'audition à ce dernier.

Le docteur Cyon, désireux de faire l'expérience aussi complète que possible, a, alors, détruit complètement ces canaux, en retirant chez plusieurs de ces pigeons les canaux membraneux et les ampoules par des ouvertures faites dans les canaux osseux. — Ce qui n'a pas empêché ces animaux de montrer, une fois la cicatrisation opérée, des réactions très vives, contre tous les bruits ; il a conclu de cette expérience qui confirmait les idées de Flourens, que ces canaux ne servent en rien à l'audition.

L'anatomie pathologique est venue du reste confirmer cette théorie.

On lit dans la *Gazette médicale de Paris* une observation communiquée à la Société de biologie par MM. Vulpian et Signol démontrant que le sens de la stabilité et de l'orientation réside bien dans les canaux semi circulaires ou que tout au moins ceux-ci jouent un rôle certain dans la coordination des mouvements. — Un coq, à la suite d'un combat avec un autre coq, présentait des phénomènes ataxiques, rappelant ceux déterminés par Flourens sur des pigeons par la section de leurs canaux semi-circulaires ; on en fait l'autopsie et on ne trouve aucune lésion du cerveau ni de ses enveloppes, mais le rocher est en grande partie nécrosé et l'oreille interne et moyenne à peu près détruite ainsi que les canaux semi-circulaires.

Politzer a publié un fait clinique confirmant également ces idées. A la suite d'une chute sur l'occiput, on soupçonne, chez un individu, une fracture de la base du crâne. Perte de connaissance pendant plusieurs heures, surdité, bourdonnements, vertiges, marche incertaine, quelques jours après, méningite et mort. A l'autopsie, on a trouvé une fracture de la base du crâne se prolongeant des deux côtés à travers les pyramides — une hémorragie s'était faite dans le vestibule gauche et le conduit auditif interne et avait déterminé une méningite de la base du cerveau qui emporta le malade.

Dans ce cas, la surdité et l'impossibilité de marcher surviennent en même temps ; pourquoi ? parce qu'il y avait épanchement sanguin, et compression à la fois dans les canaux circulaires et le vestibule ; si l'hémorrhagie n'avait altéré que les premiers, n'est-il pas probable que l'ouïe eut continué à subsister et que l'équilibre et la faculté d'orientation seuls eussent été perdus ?

Nous retrouvons dans les *Etudes sur les maladies de l'oreille* du docteur Philipeau de Lyon, un exemple analogue.

Voltolini publia le fait suivant dans lequel les canaux semi-circulaires furent trouvés gorgés de sang.

« Un soldat reçut un morceau de bois à la tempe gauche et tomba immédiatement sans connaissance. Au bout de quelque temps, il revint à lui, mais il était chancelant et fut emporté dans son lit ; il eut des vomissements, se plaignit de douleurs de tête, de vertiges, *et était devenu complétement sourd*. Il n'y avait ni écoulement de sang par les oreilles, ni paralysie ; deux jours plus tard, il fut pris d'un délire qui persista jusqu'à sa mort survenue le troisième jour après l'accident. L'autopsie fait constater un diastasis des temporaux, de l'occipital et du sphénoïde avec de la méningite purulente. Chaque pyramide est traversée par une scissure qui parait se continuer avec celle du côté opposé, sans cependant intéresser la base du crâne ; la caisse du tympan gauche et les canaux semi-circulaires éaient gorgés de sang. » Ici le vestibule, le limaçon et les canaux sont à la fois intéressés, aussi existe-t-il à la fois surdité et perte d'équilibre.

D'après le résultat de ses expériences, le docteur Cyon propose de diviser la huitième paire de nerfs en deux nerfs distincts, portant à leur origine le « nom auditif », mais prenant plus tard chacun une dénomination particulière. Ainsi la branche qui se rend au limaçon et au sac arrondi, présiderait seul au mécanisme de l'ouïe en continuant à s'appeler le nerf auditif et celle se ramifiant dans les canaux et les ampoules prendrait le nom de nerf de *l'espace* ou de *l'orientation.*

La double origine attribuée à la huitième paire, justifierait du reste jusqu'à un certain point cette division.

On nous pardonnera ces détails un peu arides, mais qui éclairent singulièrement un point contesté de physiologie.

Nous nous sommes étendus longuement sur l'anatomie et l'organisation de l'oreille, de manière à bien faire comprendre le mécanisme très compliqué de l'audition. Ces notions, bien qu'élémentaires, étaient absolument nécessaires ; si on n'étudiait pas à l'avance l'engrenage et le mode d'action d'une mécanique, se hasarderait-on à y toucher, à la monter ? Non, on aurait trop peur de la briser ! Eh bien, pour nous occuper de l'hygiène de l'oreille, et bien faire comprendre à nos lecteurs comment elle fonctionne, il était indispensable de décrire chaque rouage de ce mécanisme remarquable ; autrement nos conseils ne pourraient pas plus être compris qu'intelligemment mis en pratique.

Le cas de Laura Bridmann qui perdit à 26 mois l'usage de la vue et de l'ouïe est aussi une preuve que la vue ne donne pas la notion de l'espace. Le Dr Howes lui apprit à parler et à écrire avec les mains (1),

« Une étude de son état psychologique et physiologique fut écrite, il y a dix ans, par le professeur Stanley Hall, Il constata qu'elle était totalement incapable de voir ou d'apprécier aucune sensation lu-

(*) Dr HENRY DEVILLE. *La médecine populaire. Nos oreilles,* Page 97.

mincuse. Sa surdité était également complète. Mais elle pouvait apprécier différentes sortes de vibrations et reconnaitre ses amis au bruit de leurs pas. Le sens du goût et celui de l'odorat étaient émoussés.

« Le sens tactile présentait le développement le plus remarquable et la plus grande finesse. La sensibilité de la face était deux ou trois fois plus grande que la moyenne.

« Il est difficile de donner une idée exacte de l'acuité du sens du tact, développé chez elle à un tel point, qu'elle sentait même les grains de poussière sur sa figure et sur ses mains.

« Fait assez curieux, le sens de la température était moins délicat que chez la moyenne des personnes. Il en était de même pour les sensations de pression et pour les impressions électriques. Sa mémoire tactile était si extraordinairement développée, qu'elle pouvait reconnaître sur le champ des amis qu'elle n'avait pas vus depuis très longtemps, au seul contact de la main.

« Son sens musculaire, autant qu'on a pu en juger, n'avait pas d'acuité extraordinaire. *Le sens de l'équilibre et de la direction était très bien développé.*

« Il est assez curieux que les mouvements de rotation lui donnaient facilement des nausées ; et l'on pense que peut-être les canaux semi-circulaires n'avaient pas été détruits par la maladie qui lui fit perdre le sens de l'ouïe. (Nous disons, nous, qu'ils existaient certainement chez elle.)

« Cette femme ne manifesta jamais qu'elle eût la notion de l'instinct sexuel. Il est d'ailleurs peu probable que son éducateur eût rien tenté pour développer ses idées dans ce sens. Il préféra lui inculquer des idées religieuses qu'elle accepta facilement.

« Le cas de Laura Bridgmann est surtout curieux parce qu'il démontre la possibilité de développer l'intelligence à un degré assez élevé par l'intermédiaire d'un seul sens, *le toucher.* »

CHAPITRE III

HYGIÈNE DU NOUVEAU-NÉ

Un mois avant la naissance, l'oreille moyenne et interne du fœtus est remplie dans ses diverses parties, comme nous l'avons dit, d'une substance gélatineuse ou semi-graisseuse, appelée le coussin de Wharton.

La muqueuse de la caisse et le labyrinthe sont presque identifiés avec cette sorte de magma cellulaire. Mais aussitôt la naissance et dès le premier cri que jette le fœtus et, par conséquent avec sa première inspiration, l'air s'introduit dans ces cavités, s'y fraye un passage, refoule les parois de divers conduits, et dès ce moment, la partie interne de la caisse et du labyrinthe est nettement constituée.

On attribuait jadis une grande importance en médecine légale, à l'existence ou à la non existence du coussinet de Warthon ; et de même que la perméabilité ou la non perméabilité des poumons attestait que l'enfant avait ou non respiré, était né viable ou non, chose importante dans les questions d'infanticide, de même, on concluait de l'existence ou de l'absence du coussinet, que le fœtus était né viable ou non ; mais, comme on a depuis, observé, après des recherches attentives, qu'il se produisait pendant le dernier mois de la vie fœtale, de grands changements physiologiques dans la caisse du tympan et le labyrinthe, cette preuve médico-légale a beaucoup perdu de sa valeur (1).

Au moment de la naissance de l'enfant, il sera bon que le médecin examine de suite l'état du conduit auditif externe. Notons tout d'abord qu'il est rempli d'une substance appelée *Vernix caseosa* dont il faut le débarrasser. Si on l'y laissait en permanence, elle occasionnerait une inflammation de la membrane du tympan, des tumeurs gélatineuses, dites molluscoïdes, ou graisseuses appelées cholestéatòmes susceptibles d'attaquer à la longue les os eux-mêmes.

C'est au médecin lui-même ou à une habile sage-femme qu'incombe ce soin, et eux seuls doivent remplir cette mission.

Une personne étrangère à l'art peut, en effet, même en employant, avec les précautions les plus minutieuses, un instrument rigide, ainsi que cela a lieu communément, l'enfoncer trop profondément dans le conduit auditif extrémement court à cette époque de la vie et blesser le tympan, ce qui aurait les plus graves conséquences.

(1) Voir Note A, à la fin du livre.

Il n'est pas moins utile d'examiner alors avec un otoscope, c'est-à-dire avec un instrument réflecteur spécial, la membrane du tympan pour juger de sa transparence et de l'état de la caisse elle-même. Si celle-ci paraît obstruée, on devra, mais avec une précaution extrême, insuffler doucement de l'air par le nez de l'enfant dans cette caisse au moyen d'une poire de Politzer.

L'examen dont nous parlons est plus important qu'on ne croit ; on se figure à tort que le nouveau-né entend tous les bruits dès sa naissance ; c'est une erreur ; s'il entend, c'est d'une manière confuse, irréfléchie et tout à fait automatique. A cette époque de la vie, les yeux, le toucher, l'ouïe sont des sens imparfaits et à peine ébauchés. Ce n'est guère qu'à trois mois, d'après Weild, qu'il entend des sons et à quatre, qu'il peut témoigner de la sympathie ou de l'antipathie pour quelques-uns de ces sons. A quatre mois, le nouveau-né distingue et fait la différence des voix de son père, de sa mère et de sa nourrice. A la fin de la première année, il se rend compte de l'éloignement de ceux qui lui parlent, de la signification de quelques paroles relatives aux besoins usuels de la vie, il désigne par ses regards ou par ses gestes les personnes qui l'entourent habituellement et enfin il prononce quelques mots faciles qu'il a entendus répéter souvent.

Lorsqu'à quatre mois, une mère s'aperçoit que son enfant ne fait aucune attention aux sons, aux paroles qu'on prononce devant lui, ni aux bruits qui devraient frapper son oreille, elle doit en avertir le spécialiste, car, ainsi que l'a dit un docteur éminent, Cozzolino, de Naples (1), la parole est une dépendance en quelque sorte de l'ouïe. Aussi appelle-t-on cette dernière « la Porte d'entrée des ondes sonores, et la voix en serait la porte de sortie. »

Ce qui semblerait confirmer d'une manière éclatante cette opinion, c'est que lorsque la porte d'entrée fait défaut, l'individu est privé de la parole, il est sourd et muet ; le langage est aboli parce qu'il n'est pas perçu et cela, sans aucune lésion anatomique de l'oreille moyenne ou interne. L'examen des cadavres des sourds-muets a démontré maintes fois, en effet, que des diverses pièces constituant l'appareil de l'audition, aucune ne fait défaut chez eux. En un mot, il n'existe pas chez le sourd-muet la moindre différence sous le rapport de l'organe de l'ouïe avec l'homme bien portant.

Le même auteur recommande de ne pas se rassurer tout à fait et de ne pas croire qu'un enfant n'est pas sourd du moment qu'il prononce les mots « papa et maman » ; ce n'est pas en effet une preuve absolue que le sujet est indemne : les enfants sourds ayant pu, en observant le mouvement des lèvres des personnes redisant auprès d'eux, ces mots si simples, apprendre à les répéter aussi, mais en couvrant les yeux de l'enfant ou les lèvres de l'interlocuteur, on s'aperçoit bientôt que l'enfant ne les répète plus.

(1) Dr Cozzolino. *Hygiène de l'oreille*, traduction par le Dr Joly, de Lyon.

Ces soins préliminaires remplis, nous recommandons de garantir du froid et de l'humidité, l'oreille du nouveau-né. Pour cela, on applique sur le trou auditif externe un tampon de ouate hydrophile qu'on remplace tous les matins, en s'occupant de la toilette du bébé ; mais avant de placer ce tampon, lavez sa tête et son oreille en avant et en arrière, avec de l'eau additionnée au quart de thymol ou d'eau boriquée tiède ; en arrière surtout, car c'est en cet endroit riche en petites glandules qu'apparaissent souvent les eczémas (vulgairement appelés gourmes).

Trop souvent, en tenant étroitement appliqué sur la tête, le pavillon de l'oreille, on y développe une chaleur très grande qui enflamme l'épiderme et les glandules, d'où une sécrétion jaunâtre et une démangeaison pénible pour l'enfant. Aussi est-il bon, pour éviter cet ennui, de garnir également de coton la partie postérieure de l'oreille et surtout le sillon qui la sépare des apophyses mastoïdes ; mais ne serrez pas étroitement cette partie de la tête avec un bonnet, à moins que l'enfant n'ait des oreilles proéminantes en avant, auquel cas, il serait bon de chercher à les aplatir, cette particularité de l'organisation étant fort laide à voir.

Une autre recommandation vis-à-vis l'enfant nouveau-né est de ne pas lui laisser entendre des sons bruyants ou sonores, ni des détonations de canon ou de fusil. Ne permettez pas à vos bonnes ou à vos nourrices de le conduire sur les places où le pitre bat le rappel des curieux à grands coups de grosse caisse, de tambour, de trombonne et de piston, jouant une musique infernale. Ne le conduisez pas non plus auprès des champs de tir ; les bruits aigus peuvent déchirer son tympan, si on le place trop près et lui occasionner également des convulsions. Recommandez encore à la nourrice, et cela pour la même raison, de ne pas faire claquer des mains auprès du visage de l'enfant et de ne jamais l'embrasser sur l'oreille. On sait combien cela est désagréable même pour l'adulte et le tympan est à cette période de la vie, tellement mince, qu'un baiser vigoureux accompagné d'une aspiration involontaire peut fort bien le faire éclater.

L'intérieur du conduit auditif est tapissé d'une matière jaunâtre plus ou moins foncée, secrétée par les petites glandes qui le garnissent. Si cette substance s'accumule dans le conduit en trop grande quantité, elle y durcit, en irrite les parois, les enflamme, ou tout au moins, forme un bouchon qui s'appuie sur le tympan et l'irrite également en interceptant la transmission des sons.

Jusqu'à un certain point, la présence d'une petite quantité de cérumen n'est pas inutile, car elle arrête les poussières de l'atmosphère et empêche les insectes d'entrer dans ce conduit. Il ne faut donc tomber ni dans un extrême, ni dans un autre en s'acharnant à enlever la plus petite parcelle de cérumen ou en l'y laissant en trop grande quantité.

Chez un enfant nouveau-né, on y arrive en nettoyant le conduit auditif tous les huit jours environ, (pas plus souvent) au moyen d'injections d'eau tiède faites très doucement et très lentement avec une petite seringue spéciale ou une poire en caoutchouc terminée par une canule en ivoire très petite.

N'employez jamais pour cela ni le lait de la nourrice qu'on fait pisser dans l'oreille, ni l'huile d'amandes douces ou celle de camomille camphrée. — Ces corps gras se décomposent et favorisent la formation de micro-organismes ou de champignons, (*aspergillus nigritans*) qui une fois apparus, y repullulent facilement.

La poire ou la petite seringue suffisent dans les premiers temps pour cette opération ; plus tard, on se servira d'une tige de bois ou d'ivoire terminée à ses extrémités par une petite éponge légèrement mouillée qu'on introduira délicatement dans l'oreille en la roulant par un mouvement de vrille. N'employez jamais les cure-oreilles en os ou ceux, encore plus durs, en acier qui, maniés par une main maladroite, peuvent irriter, blesser les parois du conduit, léser le tympan, enfoncer sa paroi externe et y repousser le cérumen, accident extrêmement fâcheux au point de vue de l'avenir de l'enfant.

Si ces soins un peu minutieux avaient été négligés et si le cérumen formait un bouchon durci, plutôt que de chercher à l'expulser avec une tige rigide, injectez matin et soir dans l'oreille quelques gouttes d'eau de savon tiède et vous arriverez ainsi peu à peu à faire dissoudre ce corps étranger.

CHAPITRE IV

HYGIÈNE DE L'OREILLE CHEZ L'ENFANT

C'est à 6 ou 7 ans surtout qu'il est utile de s'assurer que l'enfant entend distinctement. Cette étude donne, en effet, l'explication du retard intellectuel survenant chez beaucoup d'entre eux qui sont taxés de paresse, tandis que, chez eux, l'ouïe seule est paresseuse.

Les enfants d'une classe sont soumis aux mêmes compositions ; ils reçoivent du même maître un enseignement simultané et par conséquent identique. Bien entendre et bien voir sont les seuls moyens leur permettant de profiter de ces leçons ; mais si les pauvres enfants ne jouissent pas d'un état d'intégrité parfaite des yeux et des oreilles, ou pour mieux dire de la vue et de l'ouïe, les mieux doués sous le rapport intellectuel seront bientôt les derniers de leur classe. Leurs devoirs seront mal faits, leurs dictées seront grosses de contre-sens, leur obéissance sera en défaut, parce qu'ils n'entendent pas suffisamment. Or, on ne sait pas assez dans le monde scolaire que c'est dans l'enfance que débute la surdité ; on ne s'émeut pas de ce fait bien acquis, bien avéré cependant, que les enfants ne savent pas s'expliquer à ce sujet, et ne rendent par un compte exact de ce qui se passe en eux de ce côté.

Quand ils y voient mal ou imparfaitement, ils se plaignent volontiers de la faiblesse de leur vue, car beaucoup de leurs camarades affligés comme eux portent des lunettes pour y remédier ; connaissant le remède à leur mal et signalant à leurs parents leur ennui, on les conduit chez l'opticien, pour y porter remède. L'affaiblissement de l'ouïe les affectant moins, et se manifestant d'une manière insensible, les enfants ne songent pas à s'en plaindre.

Le maître parlant à haute voix afin que sa voix porte jusqu'aux endroits les plus reculés de la salle, ils entendent encore la plupart des mots ou les devinent à peu près ; mais peu à peu la voix basse n'est plus perçue par eux : ils perdent du terrain, saisissent mal, malgré toute l'attention dont ils sont capables, ce que dit leur maître, ou n'en comprennent que des fragments — Qu'advient-il de cet état de choses ? c'est que l'enfant sera constamment traité de paresseux et fréquemment puni. Un beau jour cependant le pauvre gamin comprendra la cause de son infériorité relative et dira à ses parents : « Ce n'est pas ma faute : j'entends mal mon professeur » et les parents un peu mieux avisés s'en viendront consulter le médecin — mais supposons-le éloigné de sa famille et pensionnaire dans un grand collège, il deviendra de plus en plus sourd sans qu'on y remédie, sera un objet de raillerie de la part de ses camarades, de sévérité de la part du maître qui, découragé, finira par l'abandonner et ne plus s'en occuper.

Il restera alors à la queue de sa classe. Privé du sens intellectuel par excellence, il n'apprendra plus rien, parlera de moins en moins, deviendra triste, rancuneux, mauvais et verra le fonds de ses connaissances diminuer de plus en plus. Sa mémoire ne s'exerçant plus, s'affaiblira chaque année. et, sans que ce soit de sa faute, l'enfant sourd ne sera qu'un homme au-dessous du commun des mortels, car pour se développer, s'étendre en surface comme en profondeur, l'intelligence a absolument besoin de culture. A n'envisager que lui, que sa propre personne, l'enfant sourd sera et restera un homme incomplet ; au point de vue de la société, ce sera un être inutile et destiné à lui rester à charge.

En insistant sur ce point, j'ai voulu démontrer combien la recherche de l'état de l'ouïe était utile chez l'enfant ; car nous ne devons pas oublier qu'il est le germe d'un homme, et cette recherche est d'autant plus importante qu'en général, la surdité chez les écoliers est le plus souvent curable. Le docteur Gellé nous affirme que dans les deux tiers des cas, la maladie qui a causé la surdité peut être, chez eux, radicalement guérie, et assez promptement tandis que plus tard, à vingt ans. par exemple. on ne guérira que lentement et difficilement, et encore si on y parvient !

Un autre auriste très distingué, le docteur Moure de Bordeaux, remarquant que les maladies déterminant la surdité à cette époque de la vie, sont le plus souvent des otites, c'est-à-dire des inflammations de l'oreille suivies de suppuration, estime qu'on pourrait guérir 500 cas sur 600 enfants atteints de surdité.

Nous devons signaler encore à l'attention des parents, l'influence fâcheuse qu'exercent souvent sur la délicatesse de l'ouïe, les fièvres éruptives comme la variole, la rougeole et la scarlatine, les amygdalites trop fréquentes, les pharyngites, les oreillons, les douleurs rhumatismales de la nuque et du cou, les fluxions de poitrine, les fièvres typhoïdes et enfin le coryza chronique appelé vulgairement rhume de cerveau. Aussi, lors de la convalescence de ces jeunes malades, parents et médecins doivent s'assurer si l'enfant n'a pas perdu de ses facultés auditives.

Examinons maintenant comment on peut s'assurer d'une manière commode et facile de l'acuité normale du sens de l'ouïe chez l'enfant. Cet examen, il faut que la famille ou le médecin le fasse avant six ans, au moment où le sujet va entrer en classe. Après sept ans, a dit avec M. Lévy, le docteur Hamon du Fougeray, une surdité prononcée n'entraîne pas toujours la mutité, tandis que chez les enfants de deux à quatre ans, la perte de la parole reste la règle. L'enfant qui devient sourd alors qu'il avait déjà acquis la faculté de parler, n'entendant plus sa propre voix, prend une intonation vicieuse ; sa parole perd graduellement de sa netteté et finit par être inintelligible ; il se trouve obligé, pour se faire comprendre, de recourir aux signes. Peu à peu, il oublie la parole et cela d'autant plus vite qu'il est plus jeune, que la surdité est plus prononcée et qu'il est plus difficile de l'instruire.

Pour assurer l'exactitude de l'examen de l'ouïe chez les enfants, on peut d'abord se servir de la montre. On a établi comme moyenne de perception de ses battements, la distance de 1^m,25. Les enfants qui entendent au delà de cette limite sont exceptionnellement doués ; ceux qui ne les perçoivent qu'à 0^m,75, 0^m,50 ou 0^m,30 ont l'oreille paresseuse et doivent être l'objet d'un examen minutieux de la part du médecin chargé de l'inspection de l'école.

Cet examen doit être fait des deux côtés, car il arrive très souvent comme cela existe pour les yeux, que l'audition est normale d'un côté et défectueuse de l'autre.

En général, les bons élèves ont une ouïe excellente et les mauvais une audition plus imparfaite. Quand on procède à cet examen, il faut avoir soin, comme le recommande le docteur Gellé, que le silence règne dans la classe et même à l'intérieur, si on veut que le tictac de la montre puisse être nettement perçu.

Un autre moyen d'examen ou de preuve décisive est de faire une dictée aux enfants. Le maître se place à une distance raisonnable, et, sans trop élever la voix, leur fait écrire un devoir. « Celui qui entend mal, dit Gellé, saute des mots incompris ; certains sons sont inintelligibles pour lui, il se trompe sur les mots et sons nasaux en *ent, eu, on ain* ; sur les adverbes en *ment*. Ainsi il écrira par à peu près, « bonde » pour « monde » ; « plaie » pour « coulait » ; « loyer » pour « noyer ». Il sera bon d'examiner sa dictée aussitôt qu'elle sera finie et sans lui donner le temps de la relire, car s'il est intelligent, il rectifiera ses fautes en comprenant le sens des mots de la phrase.

Une autre épreuve est indiquée par le même auteur, c'est la dictée-épreuve au tableau noir. « L'élève se place au tableau noir, tournant le dos au maître ; du tableau à l'extrémité de la classe, une raie tracée sur le parquet, permet de calculer la distance en mètres et en demi-mètres.

» Le professeur, placé le plus loin possible du tableau, prend un des livres de la classe et dicte à haute voix, lentement, quelques mots, les uns à sons nasaux (mouvements, canon, contentement) et d'autres à syllabes rapides et courtes (rapidité, mobilité, conductibilité).

Si l'élève n'écrit pas, attend, c'est qu'il n'a pas entendu à cette distance maximun (8 mètres). Le maître se rapproche alors du tableau à 7 mètres, à 6, à 5, etc., jusqu'à ce que le sujet écrive nettement, sans hésitation, ni erreur. On a alors sa portée auditive, pour la parole et l'on peut juger de ses aptitudes à entendre en classe et le placer ensuite, d'après cet examen, de façon à ce qu'il ne perde rien de la leçon orale ».

Si dans une classe nombreuse il y a beaucoup d'enfants ayant l'ouïe paresseuse, il vaut mieux leur faire une classe spéciale que les confondre avec les autres.

Qu'on ne s'étonne pas de nous voir insister sur ces divers mode d'examen ; V. Trœltsch n'a-t-il pas dit cette profonde vérité : « L'avenir moral et intellectuel d'un enfant dépend entièrement de l'état fonctionnel de son oreille ! »

Passons à d'autres considérations. Certains enfants ont la mauvaise habitude de s'introduire dans le nez et souvent aussi dans les oreilles, des corps étrangers ! d'autres fois, ce sont leurs camarades qui s'amusent à le faire et c'est ainsi qu'on y trouve des noyaux de cerise, des pois, des haricots, des boulettes de papier, des grains de chapelet, de blé, des bouts de crayon (1).

(1) *Un platane germant dans une oreille.* — A l'automne dernier, une fillette de sept ans, Amélie L..., dont le père travaille dans une grande scierie de Bellegarde-Coupy (Ain), se fourrait dans l'oreille des graines de platane.

Depuis ce moment, la fillette ne s'était aperçue de rien ; mais ces jours derniers, elle ressentit de violentes douleurs dans l'oreille et dut garder la chambre. Il s'était formé dans la cavité interne de l'oreille, en avant du tympan, un amas de cérumen et une graine avait germé. Les parents ne furent pas peu surpris de voir une végétation qui, pour n'être pas luxuriante, n'en était pas moins extraordinaire à cet endroit. Le père avec beaucoup de précautions, retira la jeune pousse et, aujourd'hui, l'enfant n'éprouve plus aucune douleur. (Journal du Dr Duval, « La Médecine contemporaine. »)

Si la surveillance exercée sur les enfants n'empêche pas cette introduction, il ne faut pas, comme on le fait trop souvent, chercher à enlever soi-même coûte que coûte, comme on dit et par toutes sortes de mains le plus souvent maladroites, ces corps étrangers : il y a moins de dangers à les y laisser en attendant l'arrivée du médecin, qu'à les extraire quand on ignore le premier mot de la manœuvre nécessaire. Ce qu'il y a de plus utile à faire en ces circonstances, l'homme de l'art étant absent, c'est d'injecter doucement, avec une seringue, de l'eau tiède dans l'oreille.

Il faut se borner là ; sans doute, avec le temps, le séjour de ces corps étrangers pourrait susciter bien des ennuis (migraines, mal de tête, envies de vomir, attaques convulsives), mais une main brutale peut avoir des effets plus désastreux encore et, bien souvent, les maladies de l'oreille n'ont pas d'autres causes que ces tentatives infructueuses. L'oreille s'enflamme, suppure ; sous l'effet d'une pression trop violente, la membrane du tympan éclate et il survient des symptômes méningitiques parfois mortels. Dans les cas les plus bénins, l'ouïe reste irrévocablement altérée, sans compter qu'à force de manœuvres et de poussées, le corps étranger devient de plus en plus difficile à extraire.

Quelquefois l'introduction des corps étrangers dans l'oreille se révèle de suite, parce que l'enfant se plaint violemment et porte les mains à sa tête, en poussant des cris aigus ; il faut alors le conduire immédiatement chez le médecin.

Nous devons encore. d'après Politzer, ajouter à ces corps étrangers les insectes qui pénètrent d'eux-mêmes dans le conduit auditif, comme les mouches, les cousins, les puces, les punaises, les blattes et les forficules, qu'on appelle, non sans raison, les perce-oreilles. Ils restent, dit cet auteur, assez souvent collés au cérumen et meurent dans l'oreille, sans avoir causé la moindre sensation ; Politzer a trouvé une fois dans la masse ramollie d'un bouchon de cérumen, une mouche, une punaise et un coléoptère.

« Mais si les insectes vivants pénètrent dans le conduit auditif osseux jusqu'à la membrane tympanique, ils causent souvent les bruits les plus violents et les sensations les plus pénibles. Un meunier, dont la membrane du tympan n'avait été grattée que quelques minutes par les pattes antérieures d'une blatte prise dans l'isthme, assurait qu'il était près de perdre la raison. L'insecte tué par une instillation d'huile avait été poussé encore plus au fond par des tentatives d'extraction et dut être enlevé par morceaux et à l'aide d'injections.

« La mort rapide des insectes est amenée le plus sûrement en versant de l'huile dans le conduit auditif, puis on fait des injections dans l'oreille avec de l'eau tiède pour les faire sortir. »

Le même auteur conseille les injections dans le méat dans tous les cas où l'exploration de l'oreille, à l'aide d'un miroir réflecteur, ne montre pas d'insecte, et où cependant le malade se plaint d'une irritation ou de piqûre dans l'intérieur de l'oreille. Dans un cas où un enfant disait sentir quelque chose qui se promenait dans son oreille, devenue le siège d'une vive douleur, sans qu'on pût cependant y rien découvrir, Politzer, après avoir lavé largement le conduit auditif avec de l'eau de savon, trouva une petite punaise microscopique, et dans un cas analogue, les docteurs Pollak et Hrubesch découvrirent dans l'eau du lavage, une araignée très ténue qui avait échappé à leurs recherches faites avec le miroir de l'oreille.

Signalons encore l'existence d'asticots chez les enfants atteints depuis longtemps d'écoulement d'oreilles fétide non soigné. Ces larves se cramponnent si fortement à la surface de la membrane du tympan avec leurs suçoirs qu'on ne réussit point à les enlever même avec des pinces spéciales. Le meilleur moyen de les faire mourir est d'instiller de l'huile ou de la glycérine additionnée de quelques gouttes de pétrole ou d'essence de térébenthine. On lave ensuite à grande eau et les larves mortes tombent en dehors du conduit auditif.

Nous ne saurions trop insister auprès des parents et des instituteurs sur la délicatesse du sens de l'ouïe et sur le danger qu'ils lui feraient courir en exerçant des violences sur cette région. L'oreille est une partie de notre être très ténue et facile à se décoller et à se déchirer ; il est déjà assez fâcheux qu'elle soit exposée directement au froid et à la chaleur intense des rayons du soleil de l'été ; toute traction exercée sur elle est fâcheuse. On voit parfois des instituteurs soulever les enfants en l'air en les tenant suspendus par les oreilles, c'est une cruauté pour laquelle une réprimande sévère devrait leur être appliquée, car, outre qu'ils peuvent, ainsi faisant, décoller le pavillon, comme je viens de le dire, ces tiraillements occasionnent parfois des hémorrhagies et l'inflammation, soit du conduit auditif, soit de la caisse du tympan. Il peut même survenir une perturbation profonde du labyrinthe, qui reste dans ce cas, congestionné pendant des semaines entières.

L'oreille est, en effet, plus vasculaire qu'on ne le croirait, surtout dans sa partie inférieure ; or, c'est le plus souvent le lobule que des instituteurs violents secouent sans ménagement. Cela est si vrai que, à bord des navires partant chaque année de Dieppe, de Dunkerque, ou de Saint-Malo pour aller à la pêche de la morue, sur le banc de Terre-Neuve, et n'ayant point de médecin pour soigner les malades, on a une coutume thérapeutique bizarre au premier abord, mais rationnelle au fond, quand on a à traiter un matelot atteint de congestion, de coup de sang, ou d'apoplexie. Le capitaine, *le Maître après Dieu* à son bord, devient, dans ces cas difficiles, le docteur (toujours après Dieu), de son équipage. Or, comment guérir un mal aussi foudroyant, aussi dangereux ? Saigner son matelot ? personne ne lui a appris à manier la lancette, et quoique bien ignorant des choses élémentaires de la médecine, il a entendu dire qu'il s'exposerait, en voulant ouvrir une veine, à piquer une artère. Il n'a donc cure de toucher aux lancettes renfermées dans le coffre (qu'on appelle la boîte aux médicaments).

Il oserait bien appliquer des sangsues à l'extré-

mité inférieure du corps, mais d'une part il n'en a
point sous la main ; de l'autre, en aurait-il, où les
mettre ? aux chevilles de son malade ? Mais, quel
bain de pieds prolongé faudrait-il pour ramener du
noir au rose les pieds d'un matelot Terre-Neuvien
en danger ! — Si, remontant plus haut, le capitaine
les mettait en cet endroit précis où la chute des reins
perd son nom, ce serait encore pis, elles reculeraient
d'horreur, plus épouvantées que le flot portant le
monstre marin de Racine.

Le docteur improvisé se dit tout cela, et instruit
par l'expérience de ses devanciers, voici le moyen
auquel il a recours. Il tire bravement de sa poche le
couteau compliqué, à quatre, cinq ou six lames qu'il
a toujours dans sa poche ; (Il n'y a pas de vrai marin
sans son couteau, autant vaudrait dire un sergent-
major sans son sabre d'officier, un employé de mi-
nistère sans son portefeuille sous le bras, un médecin
de la nouvelle école sans son thermomètre !) Il extrait donc son couteau, choisit la petite lame du canif
et, saisissant le lobule de l'oreille, il le soulève en
haut, de la main gauche, pendant que, de la droite, il
sépare à petits coups, le lobule de la peau de la joue ;
un jet de sang ne tarde pas à jaillir, décongestionnant
le pauvre apoplectique qui, à la suite de cette saignée
d'un nouveau genre, ne tarde pas à reprendre ses
sens et à respirer largement, tandis que le capitaine,
enchanté de sa médication, respire de son côté, non
moins flatté intérieurement d'avoir ressuscité son
compagnon.

Après cette diversion inspirée par les ressouvenirs

de notre ancienne vie de marin, signalons encore le danger qu'il y a à donner un soufflet à main ouverte sur l'oreille d'un enfant. La colonne d'air, refoulée par cette brusque intervention dans le conduit auditif, fait souvent éclater le tympan, occasionne des otites avec une perte de sang et va jusqu'à déterminer la surdité. On cite mainte observation où, même chez un adulte, le tympan a éclaté sous l'influence d'un soufflet appliqué d'une main vigoureuse. Du reste, nous devons le dire, ces pratiques brutales deviennent de plus en plus rares dans les écoles actuelles ; l'art d'enseigner n'a plus besoin de ces violences, et la pédagogie a fait de tels progrès que les enfants ne sont plus exposés à des traumatismes aussi fâcheux.

Il arrive souvent que, dans des luttes corps à corps, un des adversaires renversé par terre, ou trouvant à proximité l'oreille de son ennemi, la saisit avec ses dents et déchire un morceau plus ou moins grand du pavillon. Il faut bien se garder, vous, témoin d'un accident de ce genre, d'abandonner ce lambeau ; le médecin appelé de suite en tirera bon parti ; il le lavera avec de l'eau phéniquée et le replacera en contact avec la partie saignante ; quelques points de suture y aideront ; du coton antiseptique, et un bandage solide achèveront le pansement et le blessé aura, le plus souvent, de cette façon, le plaisir de n'avoir rien perdu à la bataille. Ce qui démontre bien qu'il n'est pas impossible d'être à la fois battu et content, comme le dit une vieille chanson.

Je dois appeler aussi l'attention de mes lecteurs

sur l'inconvénient qu'il y a à percer le lobule de l'oreille à un âge trop tendre. Certes, nous n'ignorons pas que l'instinct de la coquetterie se révèle de très bonne heure chez les fillettes. Bien que tout ce qui brille ne soit pas d'or, elles sont séduites, fascinées par l'éclat des bijoux qui, suspendus à l'oreille de leurs mamans ou de leurs grandes sœurs, lancent mille feux, elles aussi, voudraient y voir figurer un anneau d'or, ou une perle, puisque le diamant, dans la bonne société, n'est guère autorisé que chez la femme mariée et est devenu la récompense du courage qu'elle a eu à dire le *oui* traditionnel. Sa petite tête d'enfant travaille, envieuse, pleine de désirs, et elle sollicite de ses parents, en de constantes sollicitations, ce prix qu'elle s'efforce de mériter par sa sagesse ou son application.

Eh bien, les parents doivent avoir assez de raison pour s'y refuser énergiquement avant que quatorze ou quinze ans aient sonné pour leurs enfants. S'ils cèdent à un âge moins avancé, qu'arrive-t-il? C'est que la boucle d'oreilles, soit par son poids, soit par son arête tranchante et fine, coupe peu à peu le lobule de l'oreille. On rencontre maintes fois dans les rues de Paris, des grandes personnes ayant une longue cicatrice du lobe de l'oreille; chez d'autres, il est complètement fendu et rien n'est plus désagréable à voir; eh bien, cela provient de ce qu'à un âge trop précoce, on leur a fait porter des pendants d'oreilles. Demandez-leur si elles ne sont pas au regret d'en avoir porté trop jeunes et vous verrez si elles ne déplorent pas chaque jour l'éclosion trop précoce d'une coquetterie hâtive. Ne faisons rien pour en activer le développement ; ce sentiment ne paraît que trop tôt chez la femme ; il est inné chez elle et le diable toujours, à défaut des hommes, suffira bien pour leur dire qu'elles sont belles et pour leur souffler le désir de se bien parer.

Si la fillette est pâle, maigrelette, si elle a de la rougeur aux paupières ou des croûtes aux narines, attendez avant de vous rendre à ses désirs que sa santé se soit améliorée.

Encore un conseil, puisque je suis sur ce point. Quand vous parents, sollicités par le désir de vos enfants, vous avez pris cette résolution de leur faire cadeau de boucles d'oreilles, n'allez point chez un horloger pour leur faire percer le lobule. Ces messieurs, pardon, ces artistes, (car tout le monde aujourd'hui revendique cette dénomination dans la profession qu'il exerce, même les photographes et bientôt les épiciers) ces artistes n'ont souvent, pour faire cette petite opération, que des instruments huileux, encrassés, leur servant à maintes réparations ou usages. Qu'en advient-il ? que le tissu de l'oreille très délicat, très vasculaire, très impressionnable ainsi que je l'ai dit, s'enflamme, s'irrite et se couvre d'eczéma, ce qui fait payer bien cher une coquetterie d'un instant.

Conduisez donc préférablement votre fillette chez votre médecin et priez-le de se charger de cette petite opération, qu'il fera antiseptiquement, ce qui vous évitera à coup sûr l'inconvénient que je viens de signaler. Gardez-vous surtout de charger l'oreille de votre fille de pendants trop lourds. Elle et vous y gagnerez tous les deux, si le bijoutier y perd quelque chose.

M. Rochon, dans le *Journal de Clinique et de thérapeutique infantile,* étudie les complications de la perforation du lobule de l'oreille et leur prophylaxie.

Cette opération livrée aux mains de profanes au point de vue chirurgical peut amener la contagion syphilitique, des suppurations, du lupus, de l'érysipèle, de l'impétigo, de la blépharite ciliaire, des furoncles des parties voisines, etc. L'auteur signale une observation dans laquelle cette opération faite sans précaution, fut compliquée d'otite suppurée avec accidents infectieux graves.

En présence de la possibilité de complications aussi graves, le D' Rochon ne se contente pas de vouloir interdire aux bijoutiers et autres opérateurs de ce genre, une opération qui, en somme, dit-il, n'appartient qu'au médecin ; il va beaucoup plus loin et voici sa conclusion : Si dans les classes aisées de la Société on peut espérer, à la rigueur, voir les conseils des médecins suivis et les pansements antiseptiques pratiqués convenablement jusqu'à la cicatrisation de la plaie, on ne peut que malheureusement douter d'un bon résultat dans les classes ouvrières, où on fait moins attention à un *bobo* pouvant devenir sérieux. N'est-il pas d'ailleurs plus sage de prévenir un mal plutôt que d'avoir à le soigner? Le plus sûr serait. en faisant connaître d'abord l'inutilité absolue, puis les dangers de la perforation du lobule, d'engager les parents à ne plus faire porter aux enfants de boucles d'oreille, parure ridicule à cet âge. Quand ces enfants seront des jeunes filles ou des femmes, elles pourront porter des boucles d'oreille à ressort, n'exigeant pas pour rester suspendues à l'oreille, la perforation de son lobule.

Le D' américain Thorner croit, lui aussi, que la perforation du lobule de l'oreille offre des dangers et ne doit pas être pratiquée par des mains non exercées. Il a vu trois fois cette opération susciter des érysipèles de la face, d'autres fois des eczémas, enfin, il a observé des tumeurs de la région (fibromes-kéloïde, fibro-chondromes) remplacer ces hochets de la vanité maternelle.

Influence du froid et des courants d'air sur l'oreille de l'enfant. — Cette influence est réelle à tout âge, mais, plus grande encore à cette époque peu avancée de la vie, où les tissus ne sont pas aguerris aux influences atmosphériques. La peau de l'oreille a, chez eux, presque la délicatesse d'une muqueuse ; aussi, n'est-il pas rare de voir des engelures envahir, l'hiver, son ourlet supérieur. La tuméfaction et la sensibilité s'accroissent et parfois des ulcérations douloureuses y surviennent.

Les courants d'air froid occasionnent encore des otites interminables, il est donc nécessaire, tout en empêchant l'enfant de se couvrir la tête en classe, de lui faire porter une coiffure avant qu'il ne mette le pied dehors, de même qu'on a soin de couvrir la tête d'un nouveau-né d'un béguin en toile ou en coton plucheux pendant l'hiver. Obligez-les donc à porter constamment une casquette avec un rebord susceptible de se rabattre sur les oreilles pendant la saison froide. Quant aux filles, ne les laissez jamais aller tête nue : un bonnet, quelque léger qu'il soit, avec des brides rabattues sur les oreilles et se nouant sous le menton, leur évitera bien des maux de gorge, bien des douleurs d'oreilles qui rivalisent, sous le rappport de l'acuité des souffrances, avec les maux de dents.

MM. Miot et Baratoux (1) regardent une chevelure abondante comme le meilleur moyen de préserver les enfants des irritations de l'oreille et ils ont raison. Que les parents laissent donc croître les cheveux en liberté chez les garçons jusqu'à douze ans et que chez les filles ils retombent constamment, à flots en boucles ou en bandeaux épais sur les oreilles, ce sera pour tous, un excellent matelas contre les rigueurs de la saison et les variations de la température. Et quand, avec l'âge, le moment arrivera où il faut découronner la tête de vos garçons de cette auréole soyeuse, choisissez pour cela un temps doux pour éviter les coryzas, l'inflammation des amygdales et des trompes d'Eustache et obligez-les à porter, pendant un mois, des bourdonnets de coton, empêchant les courants d'air frais d'entrer dans leurs oreilles trop facilement.

Evitez de placer le lit de vos enfants dans un

____

(1) Miot et Baratoux. *Maladies de l'oreille et du nez.* Paris 1884. A. Delahaye.

courant d'air, entre une porte et une fenêtre, et, sans trop les dorloter, ne les exposez pas brusquement à un passage trop brusque d'un appartement chaud dans un milieu trop froid, ou bien alors, dans la mauvaise saison, mettez-leur, dans le tuyau de l'oreille, un bourdonnet de coton ; seulement ne le serrez pas, ne le tassez point ; il faut que l'air circule à travers, autrement il bouche le conduit et l'enfant entend moins bien à une époque de la vie où il a le plus besoin de s'instruire en voyant et écoutant ce qui se dit ou se fait autour de lui. Il arrive aussi fort souvent que ce bourdonnet, trop serré, tombe au fond de l'oreille, y est oublié et devient la cause de nombreuses perturbations.

Quand nous jetterons un coup d'œil rapide sur les otites, la maladie de l'oreille la plus fréquente, nous examinerons l'influence du climat marin à ce point de vue, mais dès à présent, nous pouvons effleurer cette question importante : cette maladie qui affecte si souvent les enfants lymphatiques et qui se termine le plus souvent par un écoulement purulent, peut-elle être améliorée par le séjour de l'enfant sur les bords de la mer? Citons à cet égard, et sans y rien retrancher, les excellents conseils donnés par notre confrère Hamon du Fougeray (1). « L'enfant scrofuleux qui arrive au bord de la mer avec une affection de l'oreille doit s'entourer de

(1) *Hygiène de l'oreille*, par le docteur HAMON DU FOUGERAY DU MANS. Paris, 1890.

plus de précautions qu'un autre non atteint de la même maladie. Il faudra, surtout pendant le début de son séjour, qu'il garantisse ses oreilles de l'influence du vent ; qu'il évite, s'il se promène en canot, de recevoir de l'eau de mer dans son conduit auditif, comme cela arrive fréquemment et s'abstienne de sortir quand le temps est mauvais ; s'il se baigne, il doit bien clore ses oreilles et éviter toute pénétration d'eau salée. J'insisterai avec raison sur ce point ; l'introduction d'eau soit salée, soit douce dans le conduit auditif, exerçant la plus mauvaise influence sur l'audition. On le remarque bien chez les plongeurs qui ne prennent pas de précautions. En suivant ces conseils, le séjour au bord de la mer ne sera pas plus dangereux que dans toute autre localité. »

J'ajouterai que, développant l'appétit outre mesure, cet air très réconfortant en raison des particules salines dont il est imprégné, doit corriger le lymphatisme des enfants et imprimer une activité plus grande à toutes leurs fonctions.

Ajoutons à toutes ces considérations un conseil utile et pratique, chaussez fortement vos enfants pendant l'hiver. Nos campagnards leur font porter de solides sabots où leurs pieds recouverts d'un bon bas de laine et d'escarpins s'étalent à l'aise ; ces sabots, ils ne les abandonnent guère pendant les six mauvais mois de l'année, quitte à ennuyer avec le bruit qu'ils font en entrant le dimanche dans l'église, monsieur le curé disant la grand'messe ; mais en ville, on ne peut faire porter des sabots aux enfants, parce que les jours de fête, il leur faudrait reprendre leurs souliers et que ce changement suffirait pour occasionner les maux de gorge qu'on désirait éviter ; que du moins ces souliers soient garnis d'une semelle de liège ou de feutre ; ce sera le moyen d'éviter des visites du médecin.

Dans plusieurs de nos départements de l'ouest je parle de ceux-là, parce que je les connais), on a une mauvaise habitude, celle de faire porter aux fillettes de 12, 14 ans un capot, bonnet de tulle plus ou moins volumineux. Mais ce capot, dont le poids est parfois considérable, ne pouvant tenir tout seul sur la tête et les cheveux, on commence par serrer le haut du front, les tempes, les oreilles et la nuque avec une bande de linge ou de velours, sur laquelle on applique un bonnet de calicot qu'on y attache avec des épingles en doublé ou en or et sur lequel on assujettit enfin le fameux capot. Non seulement cet échaffaudage est fort lourd, mais il exerce une compression fâcheuse 1° sur les oreilles qui sont ainsi collées à la tête et n'ont plus cet ourlet gracieux révélateur généralement d'une intelligence développée : 2° sur le crâne lui-même étranglé à la longue et déprimé à un âge où ses os encore malléables obéissent à une constriction longtemps continuée, susceptible de déterminer, chose plus grave, des convulsions que j'ai observées très fréquentes dans les deux Charentes, la Vienne et les Deux-Sèvres.

Maladies de l'enfance, exerçant une action fâcheuse sur le sens de l'ouïe. — La plupart des maladies que nous allons citer exercent également chez l'adulte une influence fâcheuse sur l'audition, mais cette influence est bien plus défavorable et plus nettement accusée chez l'enfant. Nous plaçons donc ici cette étude qui nous évitera des redites dans le courant de ce traité.

Si on se rappelle bien les considérations anatomiques que j'ai exquissées dans mon premier chapitre, on comprendra comment les maladies du nez et de la gorge s'étendent par sympathie de voisinage, ou par contact, à l'oreille. Le pharynx de l'homme, c'est-à-dire le fond de sa gorge, est, en effet, une sorte de carrefour où arrivent, comme des sentiers aboutissant à une grande place, les canaux des fosses nasales, de la bouche qui respire, des deux trompes d'Eustache, sans compter ceux de l'œsophage et de la trachée-artère.

Eh bien, le rhume de cerveau ou Coryza est une des causes les plus fréquentes des maladies de l'oreille, et il est bien rare que le gonflement, la turgescence et l'hypersécrétion muqueuse du nez ne se communiquent pas, par l'intermédiaire des trompes d'Eustache, à l'oreille moyenne. L'audition est alors diminuée, parce qu'elle est le siège de bourdonnements continuels, d'un bruit de souffle ou de vent et qu'un liquide gélatineux y arrive en abondance, agglutinant les parois de ces canaux, les tuméfiant, bouchant le nez et y empêchant la libre arrivée et circulation de l'air extérieur. Cette obstruction de la trompe a l'inconvénient d'empêcher que cet air ne pénètre dans l'oreille moyenne et il arrive pour cette dernière, ce qui adviendrait à un tambour dont on boucherait la petite ouverture permettant la libre entrée de l'air dans la caisse. Il ne résonne pas. Eh bien, l'oreille n'entend plus ou entend mal dans ces cas, et si ce mal aigu, d'abord, se reproduit un certain nombre de fois, il passe à l'état chronique et le sujet reste sourd.

« D'autres affections du nez, écrit à ce sujet, le docteur Hamon du Fougeray dans son livre, petit mais excellent, *Hygiène de l'oreille*, retentissent sur l'ouïe : ce sont les Polypes et surtout l'hypertrophie des cornets, et principalement du cornet inférieur. » On appelle polypes des productions en forme de doigt ou d'olive allongée, transparentes, compressibles, d'aspect gélatineux, qui se développent sur toute l'étendue de la muqueuse nasale, s'y étalent, s'y développent et y grossissent plus ou moins vite, surtout si l'organisme est lymphatique. Quant aux cornets, ce sont des prolongements osseux en forme d'oublies ou de cornets recouverts par la muqueuse nasale qui existent normalement au nombre de trois de chaque côté des fosses nasales et qui sont susceptibles de s'hypertrophier plus ou moins. Il est clair que l'ouverture des fosses nasales, quand ces deux obstacles à la libre circulation existent, est d'autant rétrécie et que le sujet ne peut plus respirer que par la bouche, ce qui entretient dans ces conduits, une congestion permanente pouvant déterminer et entretenir la surdité. Un autre inconvénient est encore de donner à la voix une résonnance nasale très désagréable.

De leur côté, les Amygdales en s'enflammant

trop souvent, en augmentant de volume, peuvent aussi déterminer la congestion des trompes et produire les mêmes effets que ceux précités plus haut. Leur volume, quand il est trop grand, finit également par comprimer et obstruer l'ouverture des trompes dans le pharynx et c'est ainsi, comme le dit le docteur H. du Fougeray, que le nombre des causes qui atteignent l'ouïe, va toujours croissant.

Il a donc raison de dire dans sa monographie : « A la congestion du nez succède la congestion des organes de la gorge ; tout s'enchaîne dans cette suite d'états pathologiques et comme l'embouchure de la trompe se trouve entre le nez et la partie supérieure du pharynx, il s'ensuit que toutes les maladies du nez et de la gorge ont du retentissement sur l'oreille moyenne par la voie de la trompe d'Eustache. Il en résulte aussi, qu'en soignant le nez et la gorge, on guérit souvent la surdité. Combien de fois arrive-t-il qu'en enlevant les amygdales d'un enfant ou d'un adulte, on améliore leur ouïe ? »

Ce n'est pas tout, d'après M. le docteur Boucheron, de Paris, l'obstruction de la trompe d'Eustache qu'il a baptisée du mot grec *Otopiesis* et certaines affections même relativement légères de l'oreille, prédisposent « à des troubles intellectuels tels que diminution de la mémoire, cessation de l'esprit de suite, impossibilité de fixer l'attention, irascibilité, hypocondrie, insomnie ou excès de sommeil, etc... avec sensation de compression cérébrale et d'affaiblissement de l'intelligence. »

En s'occupant de traiter la maladie de l'oreille,

on obtient assez rapidement la disparition de tous ces symptômes. En ne la soignant pas, on voit ces troubles mentaux s'aggraver, les malades avoir des illusions et des hallucinations auditives, perdre la raison, devenir agités et même fous. Pourquoi? parce que le nerf acoustique excité par pression, transmet, dit M. Boucheron, son excitation aux diverses parties des centres nerveux et produit alors des désordres différents et graves : l'Epilepsie, si elle se propage à la moëlle ou au bulbe, la perte d'équilibre, le Vertige et le besoin de tourner si elle se transmet au cervelet, et enfin des troubles mentaux et psychiques, si elle se propage au cerveau ou à l'écorce cérébrale. C'est dans ce dernier cas qu'on voit survenir la diminution ou perte de la mémoire, l'absence de réflexion, de jugement, les idées de défiance, de persécution ou de tristesse. Beaucoup de sourds qu'on accuse de tous ces défauts, ne sont réellement pas coupables ; au fond, ce sont des vrais et profonds malades. Quand la maladie de l'oreille est incurable, il est évident qu'aucune amélioration ne sera possible dans leur état moral ; si au contraire avec les insufflations d'air dans les trompes, on diminue la pression du nerf acoustique, tous ces symptômes maladifs disparaîtront comme par enchantement. »

Faites donc soigner le plus tôt possible, écrit notre confrère, toutes les maladies du nez et de la gorge, si vous voulez éviter d'aussi tristes résultats,

« Dans la muqueuse du pharynx et principalement dans la partie de cette muqueuse qui est en regard de l'orifice postérieur des fosses nasales et qui, masquée par le voile du palais, échappe à la vue, se trouvent disséminés de petits amas de substance en tout semblables, par leur structure, à l'amygdale C'est donc une troisième amygdale que nous possédons et que nous ne voyons pas. Elle est fréquemment le siège d'une hypertrophie. Son volume augmente absolument de la même manière que s'hypertrophient les deux amygdales que nous voyons, et voici ce qui en résulte :

« Sous l'influence de cette augmentation de volume. il se forme ainsi, dans la partie supérieure du pharynx, de véritables petites excroissances plus ou moins grosses. Celles-ci vont bientôt boucher l'orifice postérieur des fosses nasales et fermer l'embouchure de la trompe. L'enfant ne peut plus respirer par le nez, il dort la bouche ouverte, ronfle fortement, son visage prend un aspect caractéristique, sa lèvre tombante lui donne l'air d'un idiot ! il en résulte, si cet état de choses continue, une déformation de la bouche, une pharyngite granuleuse et une déformation du thorax. L'enfant respirant mal, arrive peu à peu à se mal nourrir ; il peut, ce qui survient souvent, devenir sourd et, dans beaucoup de cas, il existe une suppuration d'une ou des deux oreilles. Cet état ira toujours en s'aggravant, et ce n'est que par une petite opération que la guérison peut être obtenue ; il faut enlever sans retard ces tumeurs pharyngiennes et rétablir la respiration nasale qui, seule, est physiologique,

« Donc, lorsque vous verrez un enfant respirant mal ou pas du tout par le nez, n'hésitez pas à le faire traiter ; il y va de sa santé générale, de son développement ultérieur et de son audition, car la surdité à cet âge entraine la mutité — « au résumé, ajoute-t-il, les rapports pathologiques entre le nez la gorge et l'oreille sont extrêmement importants, Tout s'enchaîne dans cette trilogie et ce que nous venons de dire pour les enfants est applicable à tout le monde, quel que soit l'âge des malades. »

Le docteur Cozzolino (1) insiste également sur la fréquence de ces végétations adénoïdes dans l'enfance, Un de ses malades en présentait dans la cavité naso-pharyngienne, et sur les bords latéraux et postérieurs des fosses nasales. Leur irrigation, la respiration et l'audition étaient devenues très difficiles. On en trouvait du reste d'autres mamelonnées autour des trompes et sur les côtés du pharynx. L'enfant avait l'air idiot, était nonchalant et passait aux yeux de tous pour inintelligent ; de plus il entendait extrêmement mal.

Quelquefois avec l'âge ces végétations disparaissent, mais il est dangereux, en raison de l'importance de l'ouïe et de l'éducation des enfants, d'attendre, et mieux vaut le conduire chez un spécialiste qui avec des pinces, des curettes ou des raclettes fera disparaître toutes ces végétations.

Cette obstruction nasale par les *tumeurs adénoïdes* n'est connue que depuis une vingtaine d'années et cependant elle est très commune : Le docteur Po-

(1) *Hygiène de l'oreille*, par le docteur V. Cozzolino, traduit par le docteur A. Joly, Masson éditeur.

tiquet a démontré dans un ouvrage très intéressant que la maladie dont souffrit le roi François II et qui, par une de ses complications, l'extension de l'inflammation à l'oreille moyenne, suivie d'une sécrétion purulente, amena la mort de ce prince, était bien la production par trop considérable de végétations adénoïdes du pharynx nasal ; l'aspect général et la physionomie du jeune roi pendant son enfance démontrent bien dans les portraits du temps, la vérité de cette assertion.

Les enfants porteurs de végétations adénoïdes sont très sujets aux inflammations des paupières (blépharites), de l'œil lui-même (conjonctivite aiguë ou chronique) et du canal lacrymal par où le trop plein de larmes s'écoule dans le nez (dacryo-cystite). On voit souvent, surtout au printemps, un coryza aigu précéder une conjonctivite ou l'œil est inondé de larmes ; guérit-on le coryza ? l'œil cesse de pleurer ; guérit-on les végétations ? blépharite et conjonctivite disparaissent.

La persistance de beaucoup de laryngites tient à la même cause. L'inflammation ou tout au moins l'irritation du pharynx ou de la partie postérieure des fosses nasales se propage peu à peu brusquement à la muqueuse du larynx et après avoir été enchifrené, on se réveille le lendemain enroué. presqu'aphone et toussant.

Il arrive souvent aussi que non seulement, la muqueuse laryngienne est prise, mais encore que les cordes vocales qui sont composées de muscles rétractiles, se contractant, s'allongeant et se rétrécissant, prennent froid le soir ou la nuit et ne peuvent plus fonctionner. Pourquoi ?... parce que l'air froid extérieur ne venant plus par le nez où il se réchauffe, passe directement de la bouche dans le larynx et l'endolorit, de la même façon qu'un membre, laissé la nuit en dehors des draps, est gêné le lendemain matin dans ses mouvements.

Il existe, chez les enfants surtout, une variété de laryngite qui survient brusquement, éclate pendant la nuit et épouvante les parents, en raison de sa ressemblance avec le croup, et qui reconnaît parmi ses causes, l'obtruction nasale. L'enfant s'endort, le soir, la bouche fermée, et l'air passant par le nez arrive dans ses poumons après avoir traversé le larynx. Mais si le nez, ses cornets, ou le pharynx sont enflammés, il n'y pénètre qu'avec peine et d'une façon irrégulière, en sorte que le petit enfant respire mal, par inspirations incomplètes et saccadées avec des sifflements, de la raucité et une sorte de toux convulsive, rappelant l'asphyxie et occasionnant des étouffements. C'est ce qu'on appelle la *Laryngite Striduleuse.*

La même cause dont nous venons de parler, l'inspiration directe d'un air trop froid, peut encore la déterminer lorsque le nez est tout à fait bouché. Dans ces cas, le courant d'air refroidit les cordes vocales qui se tendent, se contractent et ne jouent plus. Rapprochées l'une de l'autre ; elles livrent difficilement passage à l'air, de là, un sifflement rauque, de la toux convulsive et des étouffements.

L'obstruction nasale a encore des retentissements

plus lointains qu'il est de notre devoir de signaler ici.

Chez les enfants, et même chez les adultes gênés par l'obstruction nasale, on observe souvent des dyspepsies ou des gastralgies qui se relient à cet état pathologique. Les mucosités glaireuses ou muqueuses secrétées par le nez à sa partie postérieure, ne sont pas toujours rejetées quand on se mouche ; elles s'écoulent souvent en arrière, arrivent dans le pharynx, et descendent pendant le sommeil, la tête étant dans une position déclive, dans l'estomac où elles remplissent le rôle de corps étrangers. Leur contact irrite la muqueuse stomacale et devient l'origine de troubles dyspeptiques persistants.

Il est encore quantité de migraines, de névralgies et de maux de tête qui reconnaissent la même origine et qui disparaissent, en soignant l'obstruction nasale qui en est cause. L'irritation ou l'inflammation de la membrane pituitaire entretient un état congestif général de la tête, se traduisant par des bouffées de chaleur, par des migraines, car il y de larges communications entre les veines sillonnant le cerveau et les membranes qui l'enveloppent.

Nous signalerons encore les déformations de la poitrine qu'entraîne à la longue, l'obstruction nasale simple ou entretenue par la présence des végétations adénoïdes.

Il est rare que dans ces cas la respiration ne devienne pas essoufflée, le poumon emphysémateux et les cartilages costaux enfoncés. On va bien loin chercher la cause de ces altérations tandis qu'en ouvrant, toute grande et libre, la rue nasale, aux bouffées de l'air extérieur, on guérit bien vite l'enfant de tous ces symptômes maladifs. — Avec ces inconvénients existe encore un autre ennui, les sujets ne peuvent chanter agréablement, leur voix étant nasonnée.

À noter enfin, la physionomie particulière que donne à l'enfant l'obstruction nasale, les sinus maxillaires ne se développant plus, leur faciès se rapproche de celui du boule-dogue. Leur bouche reste entrouverte et leur donne l'air hébété, triste, inintelligent. Leur voûte palatine est en ogive, de la salive s'écoule parfois de chaque côté de la bouche. Enfin, ils bégayent fort souvent et ont des déviations de la colonne vertébrale.

Rien qu'à voir leurs photographies, un praticien expérimenté reconnaît de suite l'affection qui les afflige.

Nous venons de démontrer combien de sympathies existaient entre le nez, la gorge et l'oreille principalement chez l'enfant, et nous ne regretterions pas d'avoir autant insisté sur ce point, si nous étions arrivé à persuader aux parents qu'ils doivent porter plus d'attention qu'ils ne le font généralement aux maladies affectant l'une de ces trois régions. Si l'une d'elles est, en effet, affectée, les autres ne tarderont pas à s'en ressentir.

Mais d'autres sympathies bien réelles existent (surtout pendant l'enfance), entre certaines maladies de notre organisme et le sens de l'ouïe ; de ces affections quelques-unes s'attaquent aux organes voisins de l'oreille ; d'autres envahissent toute l'économie,

Examinons rapidement les premières. Tout le monde sait ce que c'est que les *Oreillons*. C'est l'inflammation de deux glandes appelées *Parotides* qui existent entre l'oreille et l'angle de la mâchoire. Cette affection règne quelque fois d'une manière épidémique et est contagieuse ; elle est donc vraisemblablement de nature microbienne et on ne tardera pas, si ce n'est déjà fait, à découvrir le bacille qui l'engendre et la propage. Quoiqu'il en soit, quand les oreillons sont très développés et ont duré un certain temps, il n'est pas rare qu'ils soient accompagnés ou suivis de surdité, l'inflammation de la glande hypertrophiée ayant sans doute comprimé et aplati les parois de la trompe d'Eustache et intercepté le partage de l'air.

La *Coqueluche*, qui est plus assurément encore de nature contagieuse, produit les mêmes altérations dans l'ouïe, quand, par des quintes répétées et violentes, tout le pharynx, le nez et les trompes sont devenus le siège d'une congestion intense.

La *Diphtérie*, qui reconnaît aussi pour cause un microbe infectieux et qui se manifeste par des couennes ou fausses membranes épaisses envahissant d'emblée ou tour à tour les amygdales, le pharynx, le larynx et le nez, pénètre également dans les trompes, surtout chez les enfants et siège, principalement à leur orifice interne situé derrière l'amygdale. On comprend que si, dans sa marche active et sa prolifération incessante, le mal s'étend jusqu'au labyrinthe et à l'oreille moyenne, il puisse désorganiser les osselets et détruire leurs mouvements, en les ankylosant. Voilà donc une cause de surdité dont le médecin et les parents avertis par lui, devront se préoccuper.

Voyons maintenant les principales maladies générales exerçant surtout chez les enfants une influence sur l'ouïe. Tout d'abord, citons les fièvres éruptives : la *Rougeole*, la *Scarlatine* et *la Variole*. Dans ces trois maladies, le début de l'empoisonnement s'opère dans le pharynx et bientôt l'inflammation se propage, de là, dans la trompe, puis, de cette dernière dans la caisse du tympan, Quant aux pustules de la variole, elles suivent le même chemin et la vue de celles qu'on observe sur toute la surface du corps ne donne qu'une faible idée de toutes celles dont les muqueuses internes, c'est-à-dire la peau mince et fine dont l'intérieur de notre être est tapissé, sont parsemées. La trompe qui est un canal de communication directe entre le nez et le pharynx, sert de grand chemin par où le poison s'étend d'un point à un autre.

Toutes ces maladies éruptives s'accompagnent d'une fièvre ardente : la température du corps devient excessive et s'élève jusqu'à 40 et parfois 41 degrés. Or, qu'advient-il avec une semblable hyperthermie ? La désorganisation ou tout au moins l'altération du nerf acoustique, de ce nerf si délicat dans sa structure qu'un rien peut l'attaquer et même le détruire, surtout dans cette partie que les anciens appelaient, avec raison, la partie molle du nerf de la septième paire. Voilà pourquoi la prévoyante nature l'a enfermé dans une portion osseuse et remarquablement solide du crâne, afin de le mettre autant que possible à l'abri des injures de l'air et de l'atteinte des corps vulnérants !

Citons encore, parmi les maladies pouvant occasionner la surdité chez les jeunes enfants, *la Fièvre typhoïde*. — Il n'est pas rare de rencontrer la surdité chez les convalescents de cette maladie, surtout lorsqu'elle a revêtu la forme cérébrale. On sait du reste qu'elle est classée, elle aussi, parmi les maladies infectieuses.

En terminant, nous dirons un mot de l'influence exercée par une maladie générale et constitutionnelle sur l'organe de l'ouïe. Je veux parler de la *Scrofule*. A chaque pas dans la vie, le praticien rencontre de ces pauvres enfants au nez gros, aux lèvres épaisses, aux yeux délicats, aux chairs fines et rosées, qu'afflige une otite tenace ; matin et soir, leurs parents sont obligés de seringuer leurs oreilles d'où s'écoule un pus fétide et irritant. Malheur aux parents qui, répétant tout haut après les commères du voisinage « il faut que ça coule pour dégager l'oreille », n'ont pas recours au médecin pour s'occuper de tarir cette fontaine purulente ! Quand l'enfant sera devenu jeune homme, il voudra y mettre un terme en se voyant un objet de dégoût pour ses camarades et le beau sexe, et cherchera à combattre le mal — mais ce sera en vain ; pour lui aussi, ce sera trop tard, la chaîne des osselets, cariée, désarticulée par l'action dissolvante d'un pus sanieux et destructeur, ne permettra plus à l'ouïe de s'exercer et, pendant toute sa vie, le sujet regrettera la fâcheuse incurie de ses parents.

Peut-être même la déplorera-t-il avant? Il n'est pas rare, en effet, de voir refuser à des examens d'admission à l'école de Brest, de Saint-Cyr ou à Polytechnique des adolescents qui, à part cette infirmité, auraient pu devenir d'excellents officiers !

Cette infirmité, la *suppuration* de l'oreille, est si commune, a des inconvénients si grands et est l'objet d'une négligence si coupable de la part des parents, des instituteurs et des professeurs, que je me fais un devoir de reproduire textuellement ici les sages considérations exposées par mon distingué confrère, le Dr Hamon du Fougeray, dans son livre excellent, déjà cité, *l'Hygiène de l'oreille*.

« Voici, dit-il, ce qu'on rencontre journellement dans les écoles : un enfant de trois, quatre ou cinq ans, a une double suppuration de l'oreille, et par chaque conduit auditif s'écoulent des flots d'un pus jaunâtre, nauséabond. Le pus dégoutte souvent sur les vêtements, l'enfant, qui se touche fréquemment l'oreille, a les doigts couverts d'un pus desséché. Dès qu'on l'approche, on est saisi par l'odeur infecte qu'il répand et il suffit d'un seul cas pour infecter littéralement l'atmosphère de la classe. Ces enfants sont chétifs, se nourrissent mal, ils entendent quelquefois assez bien jusqu'à l'âge de cinq à six ans, puis l'audition va en diminuant. Si vous venez chaque année visiter cette même école, vous le retrouverez toujours aussi dégoûtant, aussi infect. Les parents vous diront qu'il inonde chaque nuit les draps et les oreillers que vous trouverez maculés de larges taches jaunâtres qui empèsent le linge.

Chaque année, vous le retrouverez dans le même état, sauf l'audition qui va en diminuant et l'état qui s'aggrave. A dix ou onze ans, l'enfant n'entend plus assez la parole du maître pour profiter des leçons, et ne fait plus de progrès ; bien plus, on le traite parfois de paresseux et le maître l'abandonne. Puis, les parents, ennuyés, le retirent de l'école, on crie sur son dos à la maison pour le faire entendre et ses oreilles suppurent toujours, répandant toujours autour de lui la même odeur infecte. Les parents diront qu'ils ont consulté et qu'on leur a répondu que *ça se passerait plus tard*; *quand l'enfant se formerait.* Ils attendent donc tranquillement la formation de l'enfant qui vient, mais laissent naturellement les choses en l'état, souvent même la surdité augmente, on le regarde alors comme incurable ; il y a dix ans qu'il suppure et dix ans qu'il devient de plus en plus sourd et alors on l'abandonne à la fatalité. »

« Si c'est un garçon, il arrive dans cet état, plus au moins le même, à l'âge du tirage au sort : s'il n'est pas trop sourd, il a des chances pour être pris ; je viens d'en voir dernièrement deux exemples. A la caserne, il restera toujours sourd, souvent avec augmentation ; on sera forcé de le réformer, quand on ne l'accusera pas toutefois de simulation, et il rentrera dans le civil absolument et souvent définitivement sourd à vingt-deux ou vingt-trois ans.

« Si c'est une fille, il arrivera que, malgré sa surdité, elle se mariera parfois, toujours suppurant plus ou moins. Elle aura des enfants scrofuleux dont plus d'un mourra de méningite ; les autres recommenceront ce que leur père ou leur mère a été. Plus tard, la tuberculose atteindra la mère ou le père et ainsi se terminera la série des désastres amenés par cette affection négligée, si l'enfant ne meurt pas avant sous les atteintes de la méningite ou de la tuberculose. Voilà les tristes effets de l'ignorance ou de l'incurie !

« Il faut donc savoir que la suppuration de l'oreille est curable, quand elle est bien traitée et traitée à temps ; j'ai même vu guérir des suppurations de l'oreille datant de 15 et 20 ans ; mais il ne faut pas toujours compter sur de pareils succès. Ce qu'il faut bien retenir et surtout mettre en pratique, et ce soin incombe aux instituteurs, c'est de ne jamais tolérer à l'école un enfant qui a un écoulement d'oreilles, non seulement par propreté et pour ne pas laisser la classe pleine de l'odeur repoussante qui s'en dégage mais aussi dans l'intérêt même du petit malade et surtout de ses petits condisciples.

« Dans le pus qui s'écoule de l'oreille, on a trouvé et on le trouverait bien plus souvent si on le cherchait, le microbe de la tuberculose qui amène la phtisie pulmonaire. Etant données les habitudes des élèves, quoi de plus naturel de penser que de ses mains souillées de pus, l'enfant porteur de suppuration puisse, à un moment donné, inoculer à un de ses camarades cette terrible affection qui est la plaie de notre époque et fait plus de victimes que toutes les épidémies de choléra. *Il faut donc que le maître défende rigoureusement l'entrée de son école à ceux qui suppurent.* Il y va de la santé des autres élèves ; il faut, de plus, que les parents ne négligent rien, pour faire traiter leur enfant malade, dont la vie est souvent menacée et qui, s'il ne meurt pas, deviendra fatalement sourd. Voilà des règles absolues d'hygiène qu'il faut savoir appliquer. La suppuration de l'oreille est engendrée par une inflammation de la caisse du tympan ; du pus s'amasse dans la caisse qui est alors comparable à un véritable abcès. Le plus souvent la membrane du tympan se perfore et le pus s'écoule au dehors ; c'est une solution heureuse. Si, au contraire, ce pus s'amasse sans trouver d'issue du côté du tympan, c'est vers le cerveau qu'il se porte et bientôt on voit surgir dans ces cas des méningites mortelles dont l'origine est trop souvent méconnue. Vivre sains ou mourir tôt ou tard de méningite, voilà l'avenir terrible des enfants atteints de suppuration de l'oreille. »

On voit, par ces lignes qui ne sont que l'expression fidèle de la vérité, l'importance qu'il y a à tarir aussitôt qu'il apparaît ce redoutable symptôme !

CHAPITRE V

Examinons maintenant quelles sont les principales causes des maladies de l'oreille chez l'adulte.

Une grande partie des causes qui ont agi d'une manière défavorable chez l'enfant et que nous avons examinées avec soin, peuvent atteindre les adultes en continuant sur eux l'influence fâcheuse qu'elles ont exercée dès leur enfance. Nous n'y reviendrons point bien entendu !

Beaucoup de personnes atteintes de douleurs de dents très violentes, de migraines, ou de névralgies temporales insupportables espèrent les calmer en versant dans leur conduit auditif des gouttes de laudanum, d'éther ou de chloroforme ; elles commettent là une lourde imprudence ; car si les gouttes versées sont trop nombreuses, il survient très souvent une inflammation vive, qui se propage rapidement à l'oreille moyenne et parfois même au labyrinthe. Cette pratique est fâcheuse et nous devons la signaler, MM. Miot et Baratoux citent, dans leur ouvrage des maladies de l'oreille et du nez (1), un malade qui avait eu l'imprudence d'instiller de l'ammoniaque dans son oreille gauche pour calmer une odontalgie. Immédiatement après, le malade fut en proie à des douleurs intolérables qui durèrent une quinzaine de jours et ne lui laissèrent ni trève, ni merci. L'otite moyenne purulente et l'otite labyrinthique consécutive déterminèrent une surdité complète de ce côté. Les mêmes auteurs citent une personne qui au lieu de laudanum, s'était instillé de la teinture d'iode et qui souffrit presqu'aussi violemment. Nous conseillons donc d'être circonspect pour l'usage de ces liquides très actifs et même de la vulgaire eau de Cologne.

Une cause fréquente de névralgies chez les dames, et en même temps de maux de gorge et d'oreille, est l'habitude qu'elles ont de relever leurs cheveux sur le sommet de la tête, et d'avoir des chapeaux qui ne sont pas plus larges que la paume de la main pour la couvrir. Qu'advient-il de cette mode ridicule et encore plus barbare que ridicule? Que tous les courants d'air, tous les changements de température retentissent sur les oreilles et les dents, et qu'à trente ans, nos femmes n'ont pour ainsi dire plus de dents, ni de cheveux et partant plus de bonne

____

(1) Miot et Baratoux, *Maladies de l'oreille et du nez.* Paris, 1884. A. Delahaye.

humeur ; il en résulte encore qu'elles souffrent très souvent de leurs oreilles, et restent sourdes à la voix de leurs maris, ce qui leur arrive bien quelquefois même en bonne santé et nous ne parlons que pour mémoire des visites du médecin qu'on aurait pu si facilement éviter. Voilà les funestes effets de la *Mooode*, aussi sacrée de notre temps que la *Fooorme* du temps de Bridoison !

Beaucoup de personnes adultes ont une très mauvaise habitude, celle de s'introduire de l'eau froide dans l'oreille pour la seringuer. C'est une faute contre laquelle s'était même élevé notre vieil Hippocrate ; ne vous servez que d'eau chaude et quand vous prenez des bains froids de rivière ou de mer, ayez soin de bien boucher vos oreilles avec du coton.

MM. Miot et Baratoux (livre cité) rapportent l'exemple suivant. « Un baigneur s'introduit de l'eau de mer dans l'oreille. Après le bain, il se promène sur la plage par un vent violent. Dans la soirée, il est pris de douleurs vives suivies d'un écoulement séreux qui devient purulent le troisième jour et coule abondamment ensuite. A ce moment, le liquide est muco-purulent, et il existe non seulement une otite externe mais une perforation du tympan enflammé. »

Une bonne précaution à recommander, c'est de ne jamais se laver la tête avec de l'eau glacée en sortant du lit. Bon nombre de personnes ont à tort cette funeste habitude. Au saut du lit, en effet, la peau de la tête, la figure, le derrière des oreilles surtout sont humides de sueur. En glaçant ces endroits avec de l'eau froide, on arrête net cette transpiration ; de là, repercussion probable sur les centres nerveux, les nerfs voisins, les yeux et l'ouïe. — C'est pour avoir contracté cette funeste habitude que le pauvre Beethowen est devenu sourd à un degré extrême. Dès le matin, il se plongeait la tête dans un sceau d'eau froide, l'y baignait, et quand dans la journée, échauffé par le feu de la composition, il sentait le sang lui monter à la tête, il recommençait la même manœuvre. Comment s'étonner après cela de son infirmité ? il eut désiré devenir sourd qu'il n'aurait pas pu trouver de meilleur moyen.

Quand par tempérament ou par toute autre cause, on est prédisposé aux irritations de l'oreille, il sera bon de ne pas habiter des pays froids et humides qui favorisent la congestion de la gorge et de la trompe. On doit toujours préférer un pays sec et qui ne soit pas exposé à des variations trop considérables de température.

Quand on voyage en voiture découverte et même dans une voiture couverte, mais où le visage reste exposé aux courants d'air, il est prudent de garnir légèrement ses oreilles de coton, pour éviter les inflammations du tympan et aussi des douleurs rhumatismales.

L'oreille s'accommode mal des températures extrêmes ; si l'on s'expose dans les pays chauds aux ardeurs du soleil tropical, l'intérieur de l'oreille devient le siège d'une chaleur excessive, et cette congestion la rend inhabile à l'audition.

Le froid afflige également l'oreille. Que d'ouvriers exposés au travail en plein air, ont pendant l'hiver, des engelures au rebord des oreilles (vignerons, cultivateurs, maçons, cantonniers, scieurs de long). En Russie, en Suède, en Sibérie, en Laponie, les habitants ne laissent jamais leurs oreilles exposées au froid, elles gèleraient et tomberaient en partie ou tout au moins deviendraient insensibles pour le reste de la vie. Aussi ont-ils grand soin de tamponner de coton le conduit auditif et de se couvrir avec des lainages, des capuchons ou des fourrures. Les Esquimaux ne laissent à l'air libre que leurs deux yeux.

Je ne puis m'empêcher de dire ici, en passant, combien est défavorable, au point de vue hygiénique, la coiffure dite képi, dont on affuble nos soldats au régiment. Il est lourd, et ne préserve ni leur nuque, ni leurs oreilles, ni leurs yeux, du soleil, de la pluie et du froid.

Jadis, sous Louis-Philippe, le bonnet de police pouvait, la nuit, se rabattre sur les oreilles et les garantissait du froid. C'était une coiffure excellente et légère. Voyez les anciens casques des Romains, et comme leurs jugulaires, en les assujettissant sur la tête, garantissaient bien l'entrée du conduit.

Aussi, les maux de gorge, d'oreilles et de dents doivent-ils être fréquents chez nos troupiers en campagne, les premiers surtout ; or, on n'ignore pas que toute amygdalite s'accompagne d'une fièvre très violente, circonstance fâcheuse qui rend le meilleur soldat indisponible, alors qu'il s'agit de mettre en ligne le plus grand nombre possible de combattants.

Il serait à désirer qu'on ajoutât au képi deux languettes de cuir ou de drap s'aggrafant au-dessus de la visière, et pouvant se joindre sous le menton, la nuit au bivouac ou un jour de bataille, afin que dans le feu de l'action ou sous l'action du vent. le képi ne cesse pas de couvrir la tête. Mais, malgré les plaintes et les réclamations des médecins militaires, grâce à l'amour en haut lieu de la routine, notre fantassin continue à être le soldat le plus mal coiffé et le plus mal chaussé de l'Europe !

Je sais bien qu'on dira qu'il ne faut pas douilleter les soldats, qu'on doit les accoutumer à la dure — sans doute il doit en être ainsi en garnison dans un pays tempéré, mais quand il fait 10 degrés de froid au-dessous de 0, comme à Sébastopol et comme en 1870, le soldat a, dans le képi, une coiffure absurde ; les Russes et nos marins ont un béret qui recouvre au besoin leurs oreilles et ils ont raison : cherchons toujours à diminuer les indisponibles au jour de la bataille. D'ailleurs, n'est-ce pas coiffé du casque à mèche que le général Bugeaud a remporté la victoire d'Isly (1)?

Il y a aussi des maladies de l'oreille occasionnées par les changements de la pression atmosphérique, c'est-à-dire de l'air ambiant. Normalement, il doit y avoir équilibre parfait entre l'air enfermé dans la

(1) Cozzolino conseille pour préserver l'oreille du froid, de la garnir d'un couvre-oreille en cellulose ou en étoffe couleur de chair, se moulant sur elle et ayant si peu d'épaisseur que le son se transmet très bien dans l'intérieur, ces sortes d'appareils sont très en usage à Londres pendant les grands froids.

caisse et la pression de l'air extérieur sur la membrane du tympan. Si l'une de ces pressions l'emporte sur l'autre, l'équilibre est rompu, la membrane est violemment entraînée d'un côté ou de l'autre, quelquefois jusqu'à la rupture. Voilà pourquoi, dans leurs ascensions, les aéronautes sont souvent sujets à des hémorragies de la membrane du tympan ; pourquoi aussi, quand on gravit de hautes montagnes, on a des vertiges et des bourdonnements d'oreilles ; à ces hauteurs, l'air atmosphérique se raréfie, et l'air intérieur pousse le tympan de dedans en dehors jusqu'à sa rupture quelquefois. Les mêmes accidents se présentent chez les ouvriers travaillant dans un air comprimé (cloches à plongeurs, scaphandres), mais en sens inverse ; dans ces cas, la pression extérieure repousse la membrane du tympan en dedans, de là des déplacements de la chaîne des osselets, l'enfoncement des liquides du labyrinthe et des fenêtres de l'oreille interne et aussi des hémorrhagies.

On a remarqué qu'en soustrayant trop brusquement, trop rapidement ces ouvriers à l'ambiance de cet air comprimé, qu'en passant de cette atmosphère comprimée à l'air ordinaire, à l'air libre, en un mot, il survient des morts foudroyantes ou, tout au moins, de la paralysie ou du gonflement des articulations et des muscles. Il y a donc de grandes précautions à prendre dans ces deux circonstances opposées, raréfaction de l'air pour les aéronautes, compression de l'air pour les ouvriers vivant dans les cloches à plongeurs, tant il est vrai que les causes les plus opposées produisent les mêmes effets. Un froid extrême ne désorganise-t-il pas la peau de la même façon qu'une extrême chaleur !

Les civils ou les marins qui pour un motif quelconque plongent et s'enferment à une certaine profondeur dans l'eau des fleuves, des rivières ou de la mer doivent, pour la même cause, l'augmentation de la pression extérieure sur la membrane du tympan et le labyrinthe, se boucher les oreilles avec du coton. Du reste, tous ceux qui vivent sur l'eau devraient avoir le même soin, car en mer, règnent des vents beaucoup plus violents que sur la terre et peut-être est-ce cette cause-là qui, plus que les particules salines dont est chargée l'atmosphère maritime, rend les maladies de l'oreille plus fréquentes sur l'Océan que sur le continent.

On ne peut nier que de tous nos organes ou appareils, celui qui se trouve le moins bien du contact avec l'eau de mer, c'est l'oreille, et le Dʳ Cozzolino l'accuse nettement d'occasionner même chez l'homme le mieux portant, des eczémas, des otites, l'inflammation de la membrane du tympan et de faire naître ces bruissements ou ces bourdonnements d'oreille (bruits subjectifs) qui sont une des plus pénibles infirmités que je connaisse.

Or, si ces méfaits sont l'œuvre de l'eau de mer chez l'homme bien portant, ils sont encore plus accentués chez l'homme malade et il n'est pas rare de voir cette influence se signaler par des désordres encore plus grands et pousser manifestement au suicide. De là, une recommandation formelle faite par notre confrère aux personnes atteintes de maladies d'oreille, de ne pas demander leur guérison à l'eau de mer, qui ne fera qu'aggraver leurs souffrances. Dans le cas où elle y aurait pénétré, on introduira dans l'oreille un bourdonnet de coton antiseptique à l'aide d'un bâtonnet ou d'une allumette, afin d'absorber l'humidité, et on saupoudrera ensuite l'intérieur avec de l'acide borique pulvérisé.

Enfin, on défendra absolument les bains de mer, aux personnes qui ont souffert et encore plus à celles qui souffrent de bourdonnements d'oreilles, de bruit de souffle, de tintouins, de cloches, car ces lésions dépendant le plus souvent de troubles labyrinthiques, ne feraient que s'aggraver par leur usage.

Continuons à étudier l'influence des Professions sur l'oreille. Etant encore plus que les yeux, en contact intime, en rapport constant avec le cerveau, il n'est point surprenant qu'une grande tension d'esprit, une application intellectuelle trop profonde occasionnent chez certains laborieux un affaiblissement de l'ouïe. Voilà pourquoi on rencontre tant de sourds chez les personnes vouées, par goût spécial ou profession particulière, aux travaux intellectuels. Chez elles, la recherche de la solitude, l'absence de tout bruit venant les distraire finit aussi par émousser la délicatesse de l'ouïe. Tous les sens pour se développer exigent un certain exercice; s'ils ne travaillent pas, ils s'annihilent peu à peu. La perception du bruit, ou de la parole est donc nécessaire à l'appareil de l'ouïe, pour qu'il conserve son intégrité.

Encore faut-il cependant que ces bruits ne soient pas trop violents car leur exagération déterminerait les mêmes troubles — ainsi, les ouvriers calfats employés à boucher avec de l'étoupe goudronnée les intervalles des planches d'un navire, où ils l'enfoncent à grands coups de marteau, les ouvriers tôliers, ceux qui rivent les clous des chaudières, et les chauffeurs exposés aux sifflements horribles des chemins de fer ou des sirènes, en un mot tous ceux qui vivent dans les ateliers où il se fait un tapage effroyable, sont sujets à de nombreux accidents. Exposés dans ces conditions à une pression subite et énergique ou à un ébranlement de l'air intense, la membrane de leur tympan se déchire. De là, douleur aiguë, hémorrhagie, suppuration interne, désorganisation de la chaîne des osselets, surdité plus ou moins profonde poussée quelquefois à un tel point que les vibrations du diapason mis en contact avec le crâne au sommet de la tête ou au front ne sont pas perçus.

Les mêmes inconvénients se remarquent aussi chez les Chaudronniers, les Serruriers, les Tonneliers, les Riveurs qui tous, ou presque tous, finissent par avoir l'ouïe dure, par suite de l'excitation congestive des parties constitutives du sens de l'ouïe.

Beaucoup de nos Artilleurs ressentent aussi, avec la succession des détonations de leurs pièces, des vertiges, des bourdonnements, des déchirements suivis parfois de torpeur et de syncopes qui, à force de

se répéter, finissent par produire des accidents traumatiques aigus, ou des lésions chroniques.

« C'est le cas de dire avec le docteur Ferrant de
Lyon (1) que si le bien ne fait pas de bruit, le bruit
ne fait pas de bien. »

« On a, dit cet estimable auteur, constaté moins
d'accidents fâcheux dans l'artillerie depuis 1861,
époque à laquelle on a substitué aux canons lisses,
se chargeant par la gueule, les canons rayés se chargeant par la culasse, par cette raison que le service
des bouches à feu ne se fait plus en avant ou était
le foyer du son. L'homme était alors atteint de ce
qu'on a appelé la *Piqûre* si redoutée (nom donné à
un son piquant particulier, très vibrant produit par
le frottement du boulet sur le métal à la sortie du
canon).

« Dans les guerres du premier empire, Napoléon
demanda à Desgenettes de soigner ses desservants des
grosses pièces qui se plaignaient de *cracher* le sang
par les oreilles. On imagina alors l'emploi de la
cire molle mêlée d'étoupes, mais les hommes ne
furent pas plus utilisables, car pour les prémunir
contre la surdité dans l'avenir, on les avait rendus
immédiatement sourds aux commandements pendant l'action.

» En Autriche, on va jusqu'à faire retirer le per-
sonnel à douze pas en arrière pour lui éviter l'action
des bruits les plus intenses.

(1) *L'oreille et le bruit* par le docteur FERRANT de Lyon
Concours d'hygiène internationale de 1889.

« Mais chez nous, à cette heure, les exigences de la défense nationale ont singulièrement fait revivre les dangers, aggravant cruellement la situation de nos braves artilleurs de terre et de mer ; les courtes pièces ou obusiers de remparts, les tourelles sur les bâtiments de la guerre, les coupoles en fer remplaçant les casemates en pierres, la résonnance infernale des torpilleurs, tuant par simple commotion cérébrale des animaux jeunes et autres, renfermés pour les expériences, ont réveillé mes sympathies pour les servants et fait reprendre mon travail sur la recherche de moyens préventifs. »

Ces moyens préventifs sont de deux sortes, les *Oreillettes* du Dr Ferrand et le *Turban* en étoffe qui enveloppe la tête, fait un relief considérable au niveau des oreilles et empêche l'ébranlement des os du crâne et de la chaine des osselets.

Le but était assez difficile à obtenir, car s'il importe d'atténuer, de rendre supportables et sans inconvénients pour la santé les détonations des énormes pièces en usage aujourd'hui, il ne faut pas d'autre part, empêcher les artilleurs d'entendre les commandements et la voix articulée de leurs chefs.

M. Ferrand en composant son tampon avec des pailles ou des rubans métalliques s'opposant à la répercussion simultanée de toutes les ondes sonores, les recueille plus ou moins vite, en les *filtrant* pour ainsi dire, en *divisant* ainsi que le dit notre confrère, « les ondulations aériennes tumultueuses, véhicules du son, comme les récifs de la falaise arrêtent au premier contact et divisent la vague montante ; « de telle sorte que la colonne d'air violemment refoulée n'arrive plus en masse, en bloc, d'un seul coup sur la membrane du tympan, pour la faire éclater, ainsi que cela arrivait souvent autrefois. »

Plusieurs expériences faites à divers champs de tir, particulièrement au camp de Chabarran, ont été couronnées de succès. L'artilleur attaché à la pièce courte de 220 millimètres, avec charge de 67 kilogrammes de poudre et 100 kilogrammes de projectiles (pièce des plus bruyantes et des plus douloureuses, tant pour l'oreille que pour l'ébranlement cérébral), n'a pas voulu, pendant toute la durée du service, se dessaisir, malgré l'invitation qui lui était faite, de son oreillette,

Avant de s'appliquer ces oreillettes, les téléphonistes placés au milieu du camp et du bruit occasionné par la musique, les trompettes, les manœuvres des fantassins et des cavaliers, la fusillade et les coups de canon, n'entendaient point ou percevaient difficilement les ordres ou les résultats annoncés par les téléphonistes placés à l'autre extrémité ; mais une fois munis des oreillettes du docteur Ferrand, ils comprenaient fort distinctement la parole ou la conversation que l'appareil électrique leur transmettait ; c'est un argument de plus en faveur des oreillettes.

Il est donc à désirer que l'usage de ces petits appareils, plus commodes et moins lourds que le turban et que la jugulaire du képi peut aisément maintenir sur les oreilles, soit réglementairement mis en usage chez nos artilleurs de terre et de mer.

Mais en attendant que le Conseil général des armées qui adopte en général les mesures hygiéniques les plus utiles avec une lenteur qui rappelle celle de la tortue (et encore cette dernière finit-elle par arriver à son but !) impose à nos soldats l'usage des oreillettes et rompe sur ce point avec la routine, recommandons à nos artilleurs une précaution très simple et qui ne déterminera aucune dépense supplémentaire à l'Etat. Recommandons-leur, dis-je, de se boucher avec un doigt, l'oreille qui regarde la pièce, de bien fermer la bouche quand la pièce va partir, ou bien encore d'interposer leur main entre leur oreille et la pièce de manière à ce que cette sorte d'écran mobile intercepte l'entrée dans le conduit auditif de la colonne d'air déplacée.

Quant aux coups de fusil, MM. Miot et Baratoux font, dans leur livre, la recommandation suivante aux soldatset aux officiers à la tête des compagnies. « Les détonations d'armes à feu répétées et entendues de près, comme celles qui se produisent pendant les exercices de salves ou de pelotons, sont nuisibles aussi bien aux personnes saines qu'à celles dont l'ouïe n'est pas bonne. Elles causent souvent aux premières, des bourdonnements et de la surdité, tandis qu'elles les augmentent chez les secondes. Pour les rendre moins funestes à l'oreille, on doit y maintenir un gros bourdonnet de coton qui en atténue beaucoup les effets nuisibles, »

Il y a des personnes (ce sont en général des nerveux) qui ont l'ouïe si délicate qu'elles ne peuvent supporter les sons aigus d'une trompette ou d'une musique militaire. Leur stridence les exaspère et blesse leur tympan ; on a du reste remarqué que la persistance d'un son prolongé finit par rendre sourd. Beaucoup de musiciens ont l'oreille très paresseuse et deviennent tout à fait sourds; les violonistes et les violoncellistes finissent par entendre très mal de l'oreille gauche qui est la plus voisine de leur instrument. Il faut donc leur recommander de moins incliner leur tête sur leur instrument et de se mettre un bourdonnet de coton dans les oreilles. Nous reviendrons du reste sur ce sujet intéressant, l'influence de la musique sur l'ouïe.

Une autre cause de surdité bien commune, chez l'adulte, consiste dans l'accumulation du cérumen, dans le conduit auditif. Déjà bien défendu par des poils, des cellules épidermiques et glandulaires contre l'introduction des insectes dans le méat, ce cérumen ainsi nommé en raison de sa ressemblance avec de la cire, forme, à un âge avancé surtout, une sorte de crème épaisse qui se durcit à la longue, si on ne l'enlève pas, se moule sur le conduit et se colle sur la membrane du tympan en remplissant le méat en entier. Dans ce cas, il survient de la surdité, des bourdonnements, des vertiges et parfois des craquements dans les oreilles.

Beaucoup de personnes du peuple ne se nettoyant jamais les oreilles, et d'autres de la classe aisée craignant de se servir du cure-oreilles, une ou deux fois par semaine, laissent ainsi s'accumuler le cérumen qui finit par empêcher complètement les ondes sonores d'arriver jusqu'à la chaîne des osselets : la surdité est alors absolue tant qu'on n'aura pas enlevé l'obstacle, mais, ce prétendu sourd ne l'est que par force et défaut de propreté, et la preuve, c'est que le bouchon enlevé, l'ouïe est immédiatement récupérée — ce qui comble de joie le patient ébahi. — Ces cas de guérison instantanée que la crédulité publique gobe avec le plus d'enthousiasme, à la 4ᵉ page des journaux, font la gloire de l'Institut d'une des rues de Paris. — « M. X. y est-il dit, sourd depuis 20 ans a recouvré immédiatement l'ouïe à l'Institut. » — Il avait tout simplement un bouchon épais de cérumen qui l'empêchait d'entendre — celui-ci enlevé, plus d'obstacle à la perception des sons et guérison parfaite, miracle !... le malade croit avoir subi une opération — l'extraction avec une curette ayant été douloureuse et va partout célébrant les louanges du prétendu Davinson, car ici, un nom étranger est de rigueur ?

On peut, à l'avance, prédire si l'extraction du cérumen rétablira ou non l'ouïe. On place pour cela le diapason sur le milieu du crâne — si ses vibrations ne sont pas perçues par l'oreille du côté bouché, on peut dire qu'il y aura une surdité persistante d'origine profonde — dans le cas contraire, la surdité n'est que temporaire.

On a généralement renoncé à se servir d'une curette en ivoire ou en argent pour retirer ces amas de cérumen, cette extraction étant très douloureuse — on emploie aujourd'hui pour les ramollir, une solution de potasse caustique (0,25 centigrammes pour 30 grammes). puis, des injections d'eau tiède poussée dans l'oreille avec une grande douceur — le bouchon expulsé, on met un bourdonnet de coton dans le conduit afin qu'il ne soit pas trop vivement impressionné ou enflammé par le contact de l'air froid.

La présence de ces bouchons détermine souvent des bruits de grillon, de vent soufflant avec force, ou des sifflements qui ne disparaissent pas toujours après leur expulsion — mais généralement cependant, tout rentre dans l'ordre au bout de quelques jours, à moins que leur présence n'ait déterminé l'ulcération ou la perforation du tympan, ce qui arrive quand leur séjour a été de longue durée.

Nous allons parler d'une cause d'*Inflammation* chez l'adulte ou le vieillard de l'oreille moyenne peu connue et dont nous avons recueilli un exemple à la clinique du Dr Rattel, je veux parler du *Tabac à priser* (1).

Le bon public s'imagine généralement que le grain de tabac aspiré avec délices par le nez, s'emmagasine dans ses anfractuosités et ne séjourne que là, c'est une erreur ; essentiellement migrateur, il voyage beaucoup plus loin et, dans chaque partie de ce parcours, il signale sa présence par des désordres spéciaux.

Examinons d'abord ses effets dans les fosses nasales et commençons par rappeler que, physiologiquement, le nez peut être divisé en deux parties :

(1) Travail lu à la Sorbonne lors du congrès pour l'avancement des sciences (année 1896).

une inférieure ou respiratoire, l'autre supérieure plus richement douée en filets nerveux, partie sensitive qui est principalement le siège de l'olfaction.

Dans les premiers temps où l'on prise, le contact du tabac excite la muqueuse nasale et les houppes nerveuses du nerf olfactif. On éternue, on mouche, la pituitaire rougit et les glandes sécrètent un liquide abondant. Toutes les poudres dites sternutatoires produisent, du reste, ces effets. Seulement, avec l'usage continuel du tabac, la muqueuse ne tarde pas à s'enflammer, à s'épaissir ; l'hypersécrétion catarrhale est remplacée par de la sécheresse. Çà et là se dessinent des îlots inflammatoires d'où le mal rayonne, envahissant bientôt toute la cavité nasale et constituant ce que l'on appelle la *Rhinite hypertrophique*, qui, cantonnée d'abord en quelques points, se propage partout, en sorte que la capacité des fosses nasales diminue considérablement.

En général, son existence est assez facile à diagnostiquer ; la coloration plus foncée de la muqueuse, son aspect mamelonné en certains endroits, le rétrécissement des fosses nasales, la facilité avec laquelle un stylet boutonné s'enfonce dans le tissu presque élastique de la pituitaire, jusqu'à ce qu'il soit arrêté par la résistance des os ou des cartilages sous-jacents, ne permettent guère de se tromper sur la nature de l'affection.

Mais, on a parfois de la peine à en deviner la cause, si on ne songe pas à l'herbe à Nicot. Le temps n'est plus, en effet, où tout marquis bien élevé (ils croyaient l'être tous) prisait élégamment du tabac d'Espagne pour montrer une main blanche et fine, à moitié enfouie sous un flot de dentelles. Le suprême du genre était après cela de donner quelques chiquenaudes sur le jabot parsemé de quelques grains irrévérencieusement échappés à l'aspiration seigneuriale. Mais, tabac d'Espagne, perruques à la Louis XIV, talons rouges, culottes courtes, épées en sautoir ne sont plus de notre temps et, au grand désespoir de nos buralistes, la prise de tabac, sans être un plaisir défendu, est passée de mode ; on ne la savoure plus qu'en cachette. on s'en défend, on en rougit presque, si bien qu'au médecin auriste demandant si on est coutumier de ce péché nauséabond (tous les péchés ne le sont pas), on répond par la négative ; le spécialiste est donc obligé d'insister sur ce point, sans se laisser dérouter par les indications inexactes de malades honteux.

En présence d'une rhinite hypertrophique, ne nous contentons pas de cette dénégation, prenons notre dilatateur des narines, examinons ensuite la gorge et le plus souvent nous distinguerons, de ci, de là, en haut ou en bas, des grains noirs, accusateurs du méfait, nichés sur la pituitaire ou dans le pharynx. Nous saurons alors pertinemment à quelle cause est due cette rhinite hypertrophique qui, pour guérir, demande impérieusement et avant tout l'abandon de la prise, chez tous ceux qui désirent jouir dans toute sa plénitude du sens de l'odorat, cette sentinelle avancée qui prélude toujours aux plaisirs de la table et les double quelquefois. Le tabac, en épaississant et en tannant la muqueuse pituitaire, est la cause la plus fréquente de l'*Anosmie* ou perte de l'odorat, Pourquoi ?... Parce que le tabac est caustique et toxique à la fois. Ne sait-on pas que les bonnes gens de la campagne, faute de moutarde fraîche, parsemaient, avant la découverte de Rigollot, de tabac à priser les cataplasmes de farine de graines de lin qui servaient de sinapismes ? Or, si le tabac à priser rougit la peau extérieure, à plus forte raison doit-il irriter les muqueuses. Aussi, bien souvent, et même avant Robert Macaire, qui s'en servait pour aveugler les gendarmes, on savait que quelques grains de tabac jetés dans les yeux, les enflammaient au plus haut point.

On me dira : « Mais la rhinite hypertrophique n'existe pas chez tous les priseurs » ; c'est vrai et, franchement, c'est bien malheureux, car peut-être, ce mal les corrigerait-il de leur passion enthousiaste pour le tabac ; ce genre de rhinite se développe surtout chez ceux dont le tempérament est lymphatique ou strumeux. On le rencontre cependant encore sur un certain nombre de sujets très sains, mais qui sont des priseurs invétérés, affligés souvent d'une sorte de manie incorrigible, ayant constamment leur tabatière dans la main gauche et une prise toute prête entre le pouce et l'index de la main droite. Et je ne fais qu'indiquer la mauvaise odeur qu'ils répandent autour d'eux, plus fâcheuse que l'ozène, en ce sens que l'ozène bien traitée peut se guérir, tandis que le priseur enragé ne se corrige jamais et ne sent jamais bon.

Nous venons d'examiner les désordres produits

par le tabac à priser dans l'organe olfactif, mais ces désordres ne sont pas les seuls qu'il occasionne, et sans parler de ceux qu'il détermine du côté des voies lacrymales et des voies pulmonaires, ce minuscule grain noirâtre, savouré avec tant de plaisir, aspiré avec un élan vigoureux, peut franchir d'un seul trait toutes les fosses nasales sans s'arrêter dans les anfractuosités dont elles sont parsemées, or c'est ainsi qu'il arrive derrière la luette et stationne sur les amygdales et à la surface antérieure du pharynx.

Or, le séjour sur la muqueuse, de ces nouveaux grains, y développe une action irritante plus ou moins intense selon la quantité de tabac qui s'y fixe ; les glandes qui tapissent ces parties secrètent, dans les premiers temps, une certaine quantité de liquide filant, remplacé plus tard, là aussi par de la sécheresse, du gonflement, de l'épaississement de la muqueuse, présentant une extrême analogie avec la rhinite hypertrophique dont nous venons de parler, en sorte que là encore s'opèrent de profondes modifications de texture constituant la *Rhino-Pharyngite-Hypertrophique*.

Ce n'est pas tout : ce grain de tabac que nous avons vu s'étaler sur le pharynx, chemine encore plus loin ; quand un priseur se mouche avec violence en fermant les lèvres et le nez avec son mouchoir, l'air, ne pouvant s'échapper en avant ni par le nez, ni par la bouche, est refoulé en entier dans l'arrière-gorge et, ne trouvant là d'autre ouverture que l'orifice interne de la trompe d'Eustache, il y fait irruption en y entraînant des parcelles de la poudre à Nicot. Or là aussi, le grain de tabac provoquera une irritation plus ou moins intense à mesure que, poussé par la *vis à tergo*, il agit à la fois comme corps étranger et comme corps caustique. Il donnera donc naissance dans ce conduit membraneux à de l'inflammation, de l'épaississement de la muqueuse tubaire, et enfin à l'obstruction de la trompe par accolement de ses parois et, partant, à des bourdonnements, à la diminution de l'acuité auditive et même à la disparition plus ou moins prompte de l'ouïe, infirmité parfois incurable quand l'obstruction appelée par les savants *atrésie* est complète.

En raison des rapports anatomiques étroits existant entre l'orifice postérieur des fosses nasales et l'ouverture de la trompe, et aussi de la continuité des muqueuses, on comprendra pourquoi les rhinites supérieures, se propageant à la trompe, sont une cause fréquente de surdité ; de plus, les grains de tabac, en tombant à cause de leur pesanteur, du fond du nez dans la trompe, peuvent directement occasionner son inflammation ; d'où, partant, surdité réelle.

Quelques centimètres de plus faits dans sa migration souterraine, et voilà que ce grain de tabac parvient dans l'oreille moyenne, et là encore, surviennent, en vertu de sa présence, de nouveaux désordres qui, suivant le tempérament plus ou moins pauvre des malades, déterminent :

1° Une otite moyenne, aiguë ou chronique :

2° Une otite moyenne suppurée, aiguë ou chronique;

On m'objectera que de pareils accidents sont extrêmement rares : c'est une erreur, et si on songe à la facilité extrême avec laquelle l'inflammation rhino-pharyngienne se propage dans l'oreille moyenne, si on réfléchit que les muqueuses du nez et du pharynx ont *un même réseau* vasculaire et lymphatique très développé, on ne sera pas surpris de cette terminaison fâcheuse. Seulement, le médecin ne soupçonne pas le plus souvent cette cause là et ne la recherche pas suffisamment en examinant si le nez et l'arrière-gorge ne contiennent pas le corps du délit.

L'*Otite moyenne* due à la présence du tabac peut, ai-je dit tout-à-l'heure, évoluer de diverses manières et affecter diverses formes, mais la plus fréquente est l'*Otite moyenne chronique non suppurée* qui s'accompagne de *bourdonnements,* de *vertiges* et de *surdité*. Des épaississements fibreux envahissent le tympan. On observe aussi la dépression de cette membrane, la saillie des osselets avec l'élévation en haut et en arrière du manche du marteau. Ce genre d'inflammation s'accompagne souvent d'un certain degré d'obstruction tubaire, la cause morbide s'exerçant à la fois sur la trompe et sur la caisse. C'est à la non ventilation et à l'imperméabilité de la caisse à l'air extérieur que sont dus les vertiges, les bourdonnements et la surdité.

On comprend combien la connaissance de cette cause, est précieuse pour le pronostic de ce genre d'otite, le cathétérisme de la trompe d'Eustache amenant avec la ventilation de la caisse, s'il n'y a pas d'atrésie, la guérison immédiate, pour ainsi dire, du malade.

Quant l'otite moyenne aiguë est suivie de suppuration et que l'abcès se fait jour au dehors à travers la membrane du tympan, il est bon d'examiner avec attention le pus qui s'en écoule, et il n'est pas rare d'y trouver la cause du mal : des grains de tabac accusateurs. Quand ce genre d'otite, plus fréquent qu'on ne croit chez les priseurs, passe à l'état chronique, c'est qu'en général les sujets sont affligés d'un tempérament lymphatique ou strumeux qui affirme là sa présence, par la durée de la suppuration.

Nous n'en avons pas fini avec les désordres causés par la migration successive des grains de tabac à priser. Nous avons à constater encore d'autres effets, quand, poussés par un éternuement vigoureux, mais comprimé, ou par une violente secousse faite pour se moucher, les lèvres et les narines étant tenues fermées, ces grains de tabac quittent le plancher de l'oreille moyenne et vont se fixer dans la *logette supérieure* ou *attique*. On peut comparer l'oreille moyenne à une cavité divisée en deux parties inégales rappelant la vessie natatoire bilobée des poissons. L'ampoule supérieure communique avec l'inférieure ou *atrium* par un orifice osseux, assez étroit, espace qui est encore diminué par la présence des osselets, des ligaments et des replis membraneux. Ce détroit, dit le Dr Marlière dans sa thèse récente « *Causes, durée et chronicité de l'otite moyenne suppurée (Paris 1896)*, n'a qu'un millimètre, et il suffit d'un peu d'inflammation et de la présence de fausses membranes pour intercepter toute communication entre les deux étages. »

Il suffit de se rendre compte des dispositions anatomiques de cette région, pour voir que la direction de la trompe est telle que les poussières respirées ou aspirées violemment comme celle du tabac, sont lancées dans la partie supérieure. Or, dans cette logette, le tabac, plus que toute autre poussière, en raison de son action caustique, peut provoquer de l'otite non suppurative, mais aussi, dans quelques cas, il s'y développe un exsudat ou du pus en quantité variable. L'écoulement peut se faire alors par une perforation de la membrane de Schrapnell, quand elle ne résiste pas à l'action du pus. Quand au contraire elle résiste, elle se laisse distendre par le pus qui la fait descendre sous la forme de petites pochettes plus ou moins volumineuses, en avant de la membrane du tympan. Quelquefois ces pochettes éclatent d'elles-mêmes et la logette s'entrouvre comme une grenade, travail qui s'accompagne d'une douleur, caractérisée à la fois par sa durée et son acuité.

Ces considérations cliniques sont à la fois curieuses et utiles : curieuses parce qu'elles sont nouvelles, utiles, parce que la myringo-tomie c'est-à-dire, l'incision du tympan est souvent nécessaire pour mettre fin aux lésions que nous venons de décrire. L'abcès formé dans l'attique explique, par le voisinage du cerveau, les symptômes cérébraux (vertiges, céphalalgie gravative, épilepsie) qui accompagnent souvent cette maladie.

Hung a le premier présenté l'observation d'une otite moyenne survenue chez un jeune priseur qui, voulant réprimer un éternuement en fermant la bouche, fit pénétrer quelques grains de tabac dans la caisse. Un abcès se forma, qui se fit jour à l'extérieur en perforant le tympan. On trouva dans le pus des grains de tabac qui avaient occasionné l'otite. Du reste, le Dr Rattel possède plusieurs observations de ce genre.

En résumé, le tabac à priser est une cause fréquente :

1° *Du Catarrhe naso-pharyngien ;*

2° De la *Rhinite* et de la *Pharyngite-hypertrophique ;*

3° De *l'inflammation tubaire,* avec toutes ses conséquences (vertiges, bourdonnements et surdité) :

4° Enfin, ce qui est bien plus grave, d'*Otite moyenne suppurée.*

Les personnes qu'afflige un commencement de dureté d'oreilles doivent absolument cesser l'usage du tabac à fumer et à priser.

L'abus de la chique qui s'accompagne malgré toutes les précautions et à *fortiori,* avec le manque de précautions habituel aux chiqueurs, d'une forte absorption de nicotine, finit par intoxiquer le nerf acoustique avec la même facilité qu'elle intoxique le nerf optique, et dès lors ces deux nerfs si essentiels dans notre vie publique et privée ne remplissent plus leurs fonctions

Mélier qui s'est beaucoup occupé d'hygiène professionnelle, a signalé la fréquence des inflammations des muqueuses nasale, pharyngienne et bronchique chez les ouvriers exposés dans les manufactures de tabac, aux émanations exhalées dans la préparation du tabac à priser, qu'on divise en gros, demi-gros et fin, par l'opération du tamisage. Jadis, cette manipulation se faisait à l'air libre, et la poussière très fine qui en ressortait produisait ces affections et affectait la délicatesse de l'ouïe. Depuis cette remarque, le tamisage se fait en des vases clos, et les mêmes inconvénients n'existent pas au même degré.

Mais ce sont là les moindres défauts du tabac, dont l'abus diminue l'énergie humaine, abêtit l'intelligence et, en nous accablant d'une foule d'infirmités et de maladies, affaiblit notre organisme et déprime les qualités prépondérantes de notre vieille race française.

Les *Employés de chemins de fer* et principalement les Mécaniciens et leurs camarades, les Chauffeurs, sont comme les artilleurs, exposés à des sifflements aigus, stridents, déchirants, faits par la vapeur pour être entendus au loin. Ces bruits, ce grondement des machines, les exposent souvent à devenir sourds, d'autant plus qu'ils sont constamment exposés à des courants d'air froid venant les saisir alors qu'ils sont couverts de sueur. Voilà pourquoi on observe un certain nombre de sourds parmi les employés des chemins de fer.

Des recherches dirigées dernièrement de ce côté

ont démontré cette fréquence, et remarquons en passant combien cet examen devrait être pratiqué souvent. Avoir une bonne oreille est, en effet, aussi important pour les mécaniciens et les chauffeurs qu'avoir une bonne vue au point de vue de la possibilité ou de l'impossibilité de percevoir les couleurs (Daltonisme). Un employé affecté de daltonisme, en ne percevant pas la couleur des disques, peut en effet conduire à sa perte c'est-à-dire à une mort affreuse, tout un convoi de voyageurs ; eh bien, un mécanicien, n'entendant pas les pétards ou les sifflements d'alarme peut continuer à conduire son train au lieu de l'arrêter et va le briser contre un autre : on voit par là combien cette question de la surdité des Mécaniciens a d'importance.

Il en est de même pour ceux qui vivent au milieu de ces ateliers immenses ou une machine à vapeur d'une force intense met en mouvement des rouages et des machines à l'infini qui ronflent, sifflent, frappent et ébranlent tout l'air ambiant ; eux aussi sont atteints de surdité.

Les ouvriers travaillant à la fabrication du Plomb et de ses dérivés, sont sujets également à une surdité particulière d'origine plombique ou à une hémianesthésie, c'est-à-dire à une insensibilité de la moitié du corps, dont M. Raymond a fait en 1876 l'objet de sa thèse (1).

M. Debove a observé comme, M. Raymond, un

_____

(1) Dr Raymond. *Thèse doctorale sur les hémianesthésies saturnines*, Paris, 1876.

cas de paralysie du nerf auditif, et M. Baratoux a rencontré à l'hôpital Cochin, dans le service de M. Bucquoy, un malade affecté de la même maladie coexistant avec une paralysie du nerf radial. Il y a donc urgence de placarder dans les usines où on travaille la céruse et le minium. (je crois du reste que c'est une mesure prescrite par le comité d'hygiène et de salubrité publique). une feuille d'avertissement où les ouvriers seraient invités à se laver toujours les mains avant de prendre leur repas, à ne jamais porter à leur bouche un objet de l'atelier, à boire souvent du lait, à suivre un régime tonique, à se fréquemment rincer la bouche et à prendre au moins un bain sulfureux par semaine.

Inutile d'ajouter que si leur ouïe tend à devenir de plus en plus inhabile, ils doivent, avant que leur mal devienne incurable, déserter l'atelier et chercher à se créer une autre profession !

Les ouvriers qui vivent continuellement dans des milieux remplis de poussières atmosphériques irritantes, comme les plâtriers, les meuniers, les charbonniers, les marchands de farine, les cantonniers, les mécaniciens doivent avoir le soin de se nettoyer les oreilles tous les soirs avant de se coucher, ou en sortant de l'atelier. Il suffit pour cela d'y introduire le coin de son mouchoir imbibé d'eau et tordu sur lui-même. En laissant au contraire, ces poussières s'accumuler et se mêler au cérumen, il se forme au bout de peu de temps un bouchon qui obstrue le conduit auditif et détermine la surdité. D'autres fois, leur contact irrite et enflamme la muqueuse du tympan au point de faire sourdre du pus et de déterminer la rupture de cette membrane ou une otite moyenne qui peut, si elle a une marche envahissante, (ce qui arrive aux personnes lymphatiques), donner naissance à un catarrhe naso-pharyngien. Une fois de plus, encore ici, des petites causes déterminent de grands et fâcheux effets !

Et surtout recommandons à tous ces ouvriers, même quand ce ne serait qu'au point de vue qui nous occupe, la surdité, de ne point user de *l'Alcool*. Ce poison agit avec une telle violence sur tous nos tissus et principalement sur le système nerveux, il le sclérose avec tant de facilité, ainsi que l'enveloppe de nos vaisseaux, que les organes des sens ne tardent pas à être chez les alcooliques, profondément altérés. Il est rare que cette classe d'intoxiqués aient bonne vue et bonne oreille, leur nerf auditif tout comme leur nerf optique étant fréquemment frappé de déchéance.

Une industrie nouvelle, celle du Téléphone a donné naissance à une maladie de l'oreille inconnue jadis, *la maladie du Téléphone* que le Dr Gellé a très bien étudiée.

Faisons remarquer tout d'abord que ce sont généralement des femmes qui sont employées dans les bureaux du téléphone et principalement des jeunes filles ; qu'on leur sert le matin un déjeûner qui n'est peut-être pas très abondant et que la plupart d'entre elles n'arrivent à cette petite position qu'après beaucoup de peines, de travail, de veilles et de fatigues. — Débiles, anémiées le plus souvent, elles sont merveilleusement disposées à entrer en vibrations et leurs nerfs sont le plus souvent une véritable machine de Leyde prête à éclater au moindre choc violent ou imprévu !

Avec ces prédispositions, il n'est pas surprenant qu'il survienne des accidents du côté de l'appareil auditif attribuables, tantôt à ce que les sons téléphoniques sont trop éclatants, trop rapprochés de l'organe auditif, tantôt à un excès de fatigue nerveuse déterminée par une tension trop grande de l'appareil.

Notre confrère Henry Déville en quelques lignes de son petit livre si utile : *Nos oreilles*, admet, en outre chez les téléphonistes, « une prédisposition nerveuse et recommande de tenir compte, jusqu'à un certain point, d'un état pathologique secondaire ou préexistant de l'organe pour en expliquer l'effet produit (1).

« Il est évident que chez les employés des téléphones, il y a surmenage de l'attention auditive, d'où énervements et troubles mentaux que le repos peut heureusement faire cesser assez vite.

« En outre, le choc sonore du signal transmis par le téléphone exerce une action traumatique, dont la moindre lésion optique préexistante doit accroître l'effet et la nocuité.

« Une fois la lésion établie, l'ouïe est facilement blessée.

(1) *Nos oreilles*, par le Dr HENRY DÉVILLE. Boulanger éditeur, Paris.

« On peut donc rapprocher les effets nuisibles de ces bruits téléphoniques de ceux qn'on a signalés chez les individus qui vivent auprès de machines à chocs bruyants et chez lesquels on trouve des lésions très nettes du tympan, accompagnées de souffrances, de névralgies, de bruits énervants, de surdité et de vertiges.

« Donc, la science, en même temps qu'elle fait un pas en avant dans un sens, en fait également un autre, mais celui-là de côté : elle crée du côté du génie du bien et du côté du génie du mal, et, pas assez souvent malheureusement, elle guérit elle-même les blessures qu'elle fait. Etant donné que le téléphone est un instrument à l'usage du fort et du puissant, qu'il écrase de travail celui qui, n'ayant rien, doit se mettre au service de tous, n'avons-nous pas là un exemple des plus frappants de la vraie lutte pour la vie ? C'est bien là, en effet, que le fort dévore le faible ! »

CHAPITRE VI

L'HYGIÈNE DE L'OREILLE CHEZ LES VIEILLARDS

La délicatesse de l'ouïe se maintient rarement chez les vieillards.

Quand on est jeune, la perception du son par une montre appliquée et promenée sur le crâne se fait facilement partout. Le bruit de son tic-tac est nettement transmis du point d'application à l'oreille et de même pour un diapason mis en vibration et posé sur le sinciput. Après cinquante ans, ce bruit est perçu bien plus obscurément. Pourquoi?... D'un côté, parce que les os du crâne devenus plus épais, moins poreux, ne conduisent plus aussi bien le son ; de l'autre, parce que le nerf auditif fatigué, usé par un long service, n'est plus aussi sensible que dans notre jeunesse. Il est encore une autre cause que je signale ici, c'est la fréquence, chez les personnes âgées, d'une diathèse arthritique. Cette diathèse est, en effet, très souvent la compagne de nos vieux ans, et ses effets se manifestent par une sclérose générale, envahissant presque tous nos tissus. Les os des personnes âgées devenus plus durs, plus compactes, sont friables et se brisent comme verre, Voyez avec quelle facilité les vieillards se brisent un membre dans une chute ou dans le choc le plus bénin ! Mais examinons-les en détail : Pour ce qui concerne leurs yeux, leur cornée s'aplatit et s'entoure d'un cercle calcaire (le gérontoxon), leur rétine perd de sa sensibilité, leurs articulations s'empatent, s'élargissent, deviennent noueuses : heureux encore quand la goutte n'y sème pas ses dépôts calcaires connus sous le nom de *tophus*. Le cœur devient moins élastique, les artères passent à l'état calcaire et rappellent les tuyaux de pipe de terre, aussi se rompent-elles au moindre effort ; de là, la fréquence des hémorrhagies dans le cerveau et la formation ainsi que la rupture des anévrismes ; la vessie paresseuse, hypertrophiée dans son tissu, cesse de se contracter à fond et réclame souvent l'emploi de la sonde. Cheveux, dents, souplesse, agilité, tout s'en va à la dérive !

Presque tous les organes, en un mot, sont inhabiles, paresseux et frappés de déchéance. Eh bien, il en est de même pour le sens de l'ouïe ; il s'affaiblit aussi. On remarque un beau jour que. d'un côté, on entend moins bien la conversation des gens qui vous entourent. On applique la montre sur le pavillon de l'oreille et on se console car on la perçoit encore, mais qu'on l'écarte de trois. de deux. d'un centimètre, qu'on cesse de la mettre en contact et on reconnaît (il y a des évidences et des abdications bien pénibles) qu'on ne perçoit plus son tic-tac, je ne dirai pas lointain, mais tout près.

Bientôt au théâtre, ou dans un salon, on cesse de percevoir la voix soufflée, on n'en distingue que quelques bribes, quelques sonorités exceptionnelles et par hasard, plus tard, ce sera la voix articulée, émise sur le ton ordinaire qu'on ne distinguera qu'en observant les lèvres de son interlocuteur, et enfin, le moment arrive où on ne distingue plus que le bruit profond, l'ébranlement de l'air, un essieu qui crie, un roulement de voiture, un canon qui tonne et encore cette perception ne nous arrive-t-elle que parce que l'air ambiant mis en vibration subite, vous enveloppe et vous frappe, ou parce que la terre vous transmet le choc qui l'a heurtée.

Quelle est donc cette maladie mystérieuse de l'oreille, l'ennemie la plus implacable de la vieillesse, d'autant plus qu'elle agit sournoisement et fait, sans provoquer de douleurs, des progrès insensibles? C'est l'*Otite sèche* ou *scléreuse*. On ne l'ignore pas, c'est surtout au déclin de la vie que les affections rhumatismales ou goutteuses viennent nous assaillir, et il n'est pas rare qu'à cette période de notre existence, la diathèse arthritique vienne molester l'oreille. Quand il en est ainsi, c'est l'oreille moyenne qui devient le siège du mal ; ses parties molles se transforment, s'épaississent s'encroûtent de plaques calcaires de même que chez les goutteux, les articulations des doigts, du poignet ou des pieds s'incrustent de concrétions calcifiées ; les articulations qui font jouer l'un sur l'autre les osselets de l'oreille s'empâtent, également ; elles aussi, cessent de jouer, de mettre en mouvement leur chaîne ; ils ne basculent plus l'un sur l'autre ; la membrane du tympan de rigidifiée devient fibreuse ou est parsemée de plaques osseuses, en sorte qu'elle ne frémit plus ; les ondes sonores viennent en vain la frapper, elle n'entre plus en vibration. Le marteau qui pénètre dans son épaisseur s'immobilise et attire de plus en plus en dedans la membrane du vestibule, les muscles qui le faisaient mouvoir jadis, s'immobilisent, s'atrophient, ne servant plus à rien et les sons d'abord, plus tard enfin, les bruits les plus forts, ne traversant plus l'oreille moyenne, cessent d'être perçus,

Au début, la maladie passe inaperçue, n'affectant souvent qu'une seule oreille et envahissant rarement les deux à la fois ; bientôt, mais seulement par instants, le malade y ressent quelques démangeaisons à l'oreille et de légers bourdonnements : puis si la seconde oreille se prend à son tour, on cesse d'entendre le tic-tac de la pendule ; il faut appliquer la montre sur l'oreille pour l'entendre. La voix des personnes devient confuse, on entend encore la voix, mais on ne distingue pas les mots ; on se préoccupe de son état : on craint en passant dans une rue d'être écrasé par les voitures qu'on n'entend pas venir ; on devient sombre, mélancolique, acariâtre ; souvent, enfin, on caresse des idées de suicide.

Comment reconnaître que la surdité qui s'approche

ou qui est confirmée, dépend de l'otite scléreuse ?.,. J'ai déjà dit qu'elle affectait surtout les tempéraments arthritiques, c'est a dire les
rhumatisants. C'est une présomption à retenir quand
elle existe — de plus, j'indique pour la discerner, un
moyen qui est à la portée de tout le monde : l'oreille
moyenne est, en effet, rebelle chez ce genre de
malades, mais l'oreille interne est intacte et on n'a
qu'à appliquer une montre sur le front ou le sommet de la tête et le sujet percevra distinctement
son tic-tac. Informez-vous encore s'il entend dans
un omnibus causer ses voisins ; s'il les entend bien,
c'est qu'on a affaire à une otite sèche.

Ce genre de lésion auriculaire mérite notre attention : — abandonnée à elle-même, elle entraîne dans
un intervalle de plus ou moins d'années, une surdité
fatale et non seulement cela, mais l'existence est ren-
due insupportable par des bourdonnements continuels. Ces bourdonnements varient suivant les sujets ;
tantôt ce sont des bruits de cloches, tantôt des ci-
gales qui chantent, des grillons qui criaillent, des
sifflements pareils à ceux qui remplissent les corri-
dors des vieux châteaux. — C'est un supplice intolérable ! Et si par moments, ce bruissement s'in-
terrompt, c'est pour reprendre plus infernal que
jamais, un instant après.

On voit par là combien il importe de s'en occuper
à temps et de consulter un auriste expert, s'occupant
consciencieusement de vous, — car ce genre de
sourds ne peut guérir qu'à la condition de rendre
le tympan moins rigide et plus souple, afin que les

ondes sonores puissent le faire vibrer — il faut encore faire cesser l'ankylose, la quasi soudure de la chaîne des osselets, afin qu'elle puisse s'allonger, afin qu'elle cesse de tirer en dedans et d'exercer une pression fâcheuse sur l'oreille interne. Des insufflations d'air dans le tympan peuvent avec l'emploi simultané d'un traitement ioduré à l'intérieur, faire obtenir le premier résultat ; quant au second, il n'y a guère qu'une opération pratiquée par une main habile et exercée qui puisse le procurer — cette opération est un véritable débridement analogue à celui que les oculistes pratiquent dans l'opération du glaucôme dont j'ai parlé précédemment.

Relatons, en outre, un phénomène étrange qui se produit souvent chez ce genre de malades ; c'est la disparition subite du tympan. Cela paraît incroyable, et cependant rien n'est plus vrai. On examine l'intérieur de l'oreille chez eux et on voit avec surprise que le tympan a disparu presque en entier, il n'en reste que des débris ; sa sécheresse est devenue telle qu'un beau jour, sans que le sujet s'en aperçoive, il s'est affaissé, pareil à ces vieux murs minés par la vieillesse ! Seulement quelques jours après, le sujet ressent un courant d'air froid dans l'oreille, et s'il veut se moucher bruyamment, en se fermant les narines, il est tout étonné d'entendre un sifflement aigu, plaintif, se faire jour dans son oreille.

L'otite scléreuse arrivée à ce degré vous impose une souffrance de tous les instants, une condition d'infériorité vis-à-vis des autres qui vous afflige et vous tourmente sans cesse, vous fait haïr ce qui fait le bonheur des autres, la conversation, le monde, le théâtre, la foule. Peu à peu, cependant, le calme se fait dans l'âme blessée ; on réfléchit, on calcule que parmi les camarades de votre ville, parmi les amis de votre âge, bien peu survivent encore autour de vous, que l'un est cloué tous les trois mois par un cruel accès de goutte, qu'un autre est affligé par la cataracte ou le glaucome, qu'un troisième est torturé par sa vessie qui ne lui laisse aucun repos ; que le quatrième a des accès de coliques néphrétiques ou hépatiques, que le cinquième, paralytique général est devenu gâteux ; que le sixième ?... mais vous avez beau chercher... le sixième, le septième, huitième, dixième n'existent plus !... tous ces visages riants qui resplendissaient de jeunesse et de gaieté, ont disparu et reposent en paix, çà et là, dans tous les coins du globe !.., tandis que vous êtes encore là, bien vivant, ayant bon pied bon œil ! Vous entendez moins bien, c'est vrai, mais vous visez encore bien un faisan ou une perdrix et vous revenez plus d'une fois la gibecière bien garnie avec un lièvre, tué au déboulé. Si vous êtes sage et imprégné d'un grain de philosophie, vous vous direz et c'est le meilleur conseil hygiénique que je puisse donner aux gens à cheveux blancs, « à la grâce de Dieu ». Ne vous attristez pas trop si le moment des cornets acoustiques est arrivé, car avec de bons livres, un soleil radieux, de bons ombrages, quelques bouteilles d'un vin généreux et une vieille compagne à qui vous serez toujours cher, vous trouverez jusqu'au dernier jour, si vous savez profiter de vos dernières aurores, qu'il est encore bon de vivre et que c'est une joie encore de s'éteindre dans les vieux murs où on a reçu la vie. Vous ne vous effrayerez pas à la pensée d'aller dormir là-bas sous les grands arbres, dans cette terre sacrée où reposent vos vieux parents et où ils semblent doucement vous attendre !

On me dira sans doute qu'il n'est pas facile, quand la surdité vous envahit, de se nourrir de cette sage philosophie et de ne pas se plaindre, dans les premiers temps surtout, d'un état de choses qui vous range dans une catégorie d'êtres inférieurs aux autres ; j'en conviens, mais, peu à peu, on y arrive et la résignation vaut encore mieux que l'envie basse et jalouse de certains sourds s'imaginant que tous ceux qui les entourent s'occupent d'eux, disent du mal de leur triste sort et se moquent constamment de leur infirmité.

Ceux qui ne se résignent pas, doublent au fond l'étendue de leur infortune ; ils deviennent ombrageux, sournois, vindicatifs, haineux et empoisonnent leur propre existence, en même temps qu'ils portent le découragement et la lassitude dans l'âme de ceux qui les soignent et les chérissent.

Et puis, il reste encore aux personnes âgées la ressource, je dirai plus, la consolation de se servir à chaque instant et résolument des cornets acoustiques, dont il n'est pas plus déshonorant de se servir que d'une jambe de bois articulée pour un amputé, ou de lunettes pour ceux qui y voient mal.

N'est-il pas, en effet, ridicule, si l'on se donne la peine de raisonner, de se moquer d'un sourd cherchant à recueillir vos paroles avec son cornet, quand aucun sourire ne poursuit un myope se servant d'un lorgnon qui éteint la vivacité du regard ?

Et puis, il y a bien peu de surdités assez graves pour ne pas être améliorées dans la vieillesse. Cependant parmi les rebelles, on cite celle de Beethoven. Peu de sourds ont été aussi a plaindre que lui. Ce génie véritable (et la suite des années démontre de plus en plus, qu'il en était un), a ressenti tous les chagrins de cette déchéance progressive et assis à son piano, quand il cherchait dans la muse de la musique, une consolation, quand ses chants mélodieusement tristes trahissaient ou plutôt révélaient l'état de son âme mélancolique, il n'avait même pas, ou avait à peine, la consolation de s'entendre jouer.

Ses dispositions à la solitude, écrit Fétis dans son *Dictionnaire des Musiciens*, commencèrent à se montrer en 1796, époque à laquelle survinrent les premiers symptômes d'une surdité qui résista à tous les traitements employés, augmenta peu à peu et finit par l'empêcher, raillerie amère du destin, d'entendre sa propre musique. Dans le testament qu'il fit en 1802, en faveur de ses deux frères, on voit très bien que le désespoir était arrivé chez lui au degré suprême, depuis qu'il était privé de l'ouïe ; qu'il fuyait le monde parce qu'il lui était pénible de montrer sa surdité et que, plusieurs fois, il avait songé au suicide pour mettre un terme à ses souffrances morales. Son infirmité lui semblait être un déshonneur pour un musicien. L'avouer, la montrer, lui coûtait beaucoup de peine. Le jour où Beethoven fit exécuter lui-même sa cinquième symphonie, en présence d'un immense auditoire, la foule lui fit une ovation enthousiaste. Beethoven, qui avait dirigé l'orchestre, restait immobile, quand un des artistes détourna doucement son front vers l'auditoire auquel il tournait le dos, pour lui montrer l'enthousiasme qu'il avait produit. Le public, se rappelant alors que le grand homme qu'il acclamait, à qui il devait tant de splendides sensations, était complètement sourd, redoubla d'applaudissements et devant cette foule enthousiasmée, le pauvre Beethoven éclata en plaintes amères et en sanglots !

Malgré ce triste exemple, les personnes âgées qui sont sourdes, doivent être convaincues que leur infirmité ne fera qu'augmenter si elles s'isolent du reste des hommes et ne cherchent ni à leur parler ni à les entendre. Comme tous les autres sens, celui de l'ouïe a besoin d'être exercé, d'être pratiqué, sous peine de déchoir de plus en plus. Placez dans un souterrain obscur une personne douée de la meilleure vue et laissez-la dans ces ténèbres épaisses pendant un mois et vous verrez si, remise en face de la clarté du soleil, elle retrouve immédiatement son acuité visuelle d'autrefois. Liez bras et jambes au coureur le plus agile et immobilisez-le sur un lit pendant quinze jours et vous verrez s'il peut faire un pas quand vous lui enlèverez ses chaînes. La solitude ou l'isolement loin de toute société ne vaut donc rien aux sourds ; il faut que les sons, les mots articulés viennent encore frapper leurs oreilles pour que leur maladie n'arrive pas à son sommum de gravité, c'est-à-dire à l'incurabilité.

C'est sur cette observation et cette expérience qu'est fondée la méthode « curative ?.., » des sourds par l'audiphone Verrier et par d'autres appareils dont nous parlerons plus tard.

Si cette recommandation de bien soigner les maladies de l'oreille et sa paresse une fois constatée, est importante pour les personnes âgées, ce soin est encore plus recommandable quand il s'agit de personnes jeunes ou d'enfants. Le vénérable otologiste Bonnafont, a établi dans son traité des maladies de l'oreille, que la proportion des guérisons était en raison inverse de l'âge, si bien qu'on pourrait établir en principe : que de l'enfance à l'adolescence, on peut guérir ou améliorer sensiblement tous les cas, sauf ceux de surdité congénitale ou dépendante de désorganisation centrale ou périphérique du nerf acoustique, ce dont a eu probablement à souffrir l'illustre Beethoven. — De quinze à trente ans, les trois quarts peuvent être guéris ou améliorés, et l'autre quart être soulagé. — Passé cet âge, la proportion est renversée, et le nombre des cas incurables l'emporte d'autant plus que l'âge est plus avancé.

Mais alors même qu'un auriste s'est prononcé et a conclu à l'incurabilité, ne vous découragez pas encore, dirai-je aux malades âgés ; faites-vous examiner par un second, par un troisième et que l'un et l'autre se livrent à un examen otoscopique approfondi, patient. L'homme n'est pas infaillible, le médecin, pas davantage. Telle cause naturelle de surdité par obstruction du conduit, de la trompe d'Eustache, par exemple, peut avoir échappé à l'attention d'unpraticien et être appréciée par un autre.

Et, dans tous les cas, ne désespérez pas d'une manière absolue ; ne vous isolez jamais complètement, et souvenez-vous qu'autour de vous, le bruit vaut mieux que le silence.

J'ai été moi-même témoin d'une disparition soudaine d'une surdité, datant de plus de vingt ans, chez un vieux chirurgien principal de mon pays, le docteur Bax. Après de longs et loyaux services, ce brave et digne confrère, que l'amour pour sa ville natale avait suivi partout en France, au Sénégal, en Algérie, y retourna *manger sa retraite* et il se fit, ne voulant plus entendre parler de clientèle, viticulteur. Ayant beaucoup vu, beaucoup retenu, causeur aimable, il y passa ses premières années dans le ravissement, vivant largement, fêté, choyé par tous. Mais voici qu'une traîtresse surdité vint l'assaillir, le mal fit des progrès rapides et il devint, malgré toutes les consultations qu'il prit à Bordeaux et à Paris, horriblement sourd. Pour comble de malheur, des douleurs le clouèrent chez lui ; un peu plus tard, survint un tremblement constant.

C'était trop de maux à la fois ! Certes, lui ne se décourageait point, et il gardait en lui cet esprit goguenard et bon enfant, même un peu farceur, qui faisait chérir jadis sa société. Mais il fallait s'égosiller auprès de lui, répéter trois ou quatre fois le même

mot, les dames s'éloignèrent les premières, les in-
grates ! il ne les avait cependant jamais fuies, au
contraire ; plus tard ce fut le tour des maris, le
pauvre vieux (il avait alors quatre-vingt-neuf ans),
resta seul dans sa maison vide, lisant, cherchant à
reconstituer sur le papier les souvenirs de sa jeunesse, vivant du passé puisque le présent le
fuyait. Or, voici que deux ans plus tard, alors qu'il
était plus perclus que jamais, il se réveilla un matin,
au chant du coq. Encore une illusion, de ma première enfance, se dit-il tout d'abord ! Mais pas du
tout, le maître Jau lança dans les airs un second co-
corico joyeux. Ce n'était pas un rêve ! Il entendait,
et il perçut nettement tous ces bruits lointains et
coutumiers qui annoncent le réveil d'une ville, les
marchandes de lait criant leur marchandise, les voitures des rouliers, les pan, pan du forgeron voisin,
les voix des enfants de la salle d'asile prenant leurs
ébats ! Qu'on juge de sa joie... Mais cette guérison
subite était venue trop tard, ses vieilles jambes ne le
pouvaient plus porter ; il fallait quatre personnes
pour le remuer, et puis on avait perdu l'habitude de
le venir voir, il s'éteignit plein de lucidité et d'entrain
à quatre-vingt-douze ans en faisant de sa fortune le
plus noble usage pour les malheureux et en laissant
inachevés malheureusement, des mémoires que je
publierai peut-être un peu plus tard. Il avait été
sourd plus de vingt ans et un seul jour avait suffi
pour sa guérison !

De tels exemples sont rares, il est vrai, mais on
connaît plusieurs guérisons spontanées de la surdité ;

il ne faut donc pas désespérer absolument, et puis, qui sait si la science, qui toujours progresse, ne trouvera pas une drogue, un instrument, une opération rétablissant ce sens dans son intégrité primitive ? Il y a trente ans, il y avait une maladie de l'œil qu'on appelle le glaucôme qui passait alors, elle aussi, pour incurable ; on perdait la vue et encore, au prix de mille douleurs ! — Eh bien, aujourd'hui, cette maladie est parfaitement curable et une ingénieuse opération, si elle est faite à temps, rétablit pour toujours la vision. Pourquoi n'en serait-il pas de même pour certaines surdités qui nous semblent aujourd'hui fort mystérieuses ?

Beaucoup de vieillards oublient qu'à leur âge plus qu'à aucun autre époque de leur vie, ils doivent se tenir propres, soucieux de leur personne et qu'une certaine coquetterie pour leur mise et leur visage leur est parfaitement permise. — Il en est qui négligents pour eux-mêmes présentent de loin l'aspect d'un buisson épineux ; ceux-là se nettoient rarement les oreilles, le cerumen s'y accumule, le bouchon gagne du côté du dehors et s'épaissit au point de remplir tout le conduit auditif interne. Il résulte de cela une surdité temporaire, il est vrai, mais absolue. — Ces gens-là n'entendent plus rien, rien de rien, et ayant entendu dire par des sots dans leur ancien temps, que la surdité ne se guérit pas, ils s'effacent et vivent de plus en plus à l'écart pendant cinq, six, dix ans. — Un beau jour néanmoins séduits par les annonces des journaux annonçant que le Dr R... de Marseille et l'Institut de la rue X, à Paris ont fait des miracles, ils viennent y consulter ces honnêtes guérisseurs qui enlèvent leur bouchon de cerumen et leur rendent l'ouïe, en allégeant leur bourse de trois ou quatre cents francs. Et la semaine d'après, le fameux Institut enregistre un miracle de plus, concernant M. un tel, sourd depuis six ans et instantanément guéri grâce à l'habilité professionnelle des médecins des Sourds. Voilà en effet tous les miracles qu'on fait miroiter aux yeux des imbéciles !

CHAPITRE VII

INJECTION ET INSUFFLATION DE L'AIR DANS L'OREILLE

Nous croyons bien faire en donnant ici quelques
conseils et les formules thérapeutiques les plus employées dans les maladies de l'oreille, espérant être
utile aux mamans désireuses de seconder le médecin
afin d'arriver plus vite à la guérison de leurs enfants.

Nous avons précédemment parlé de la nécessité
de nettoyer de temps en temps le fond de l'oreille
pour que le cerumen et la poussière atmosphérique
n'y élisent pas domicile et ne forment pas bouchon,
nous n'y reviendrons point, Il y a là un juste milieu
à tenir entre — ne pas nettoyer à sec le conduit, et
ne le nettoyer jamais. — Souvenons-nous qu'une
certaine quantité de cérumen est utile pour la lu-
bréfaction du tympan et des parois du conduit et que
d'autre part, l'oubli d'un amas de cérumen au fond
de l'oreille occasionne une surdité temporaire.

Nous avons dit également que le tympan est suffisamment protégé dans l'intérieur du crâne pour qu'on ne cherche pas sans nécessité absolue à le garantir du froid par du coton rose ou blanc (les gens coquets emploient le rose, c'est une nuance) ce coton échauffe le tympan fort souvent ; il arrive, en outre, qu'on l'oublie et une fois suffit alors pour qu'il se refroidisse et s'enflamme.

Mais supposons l'otite externe déclarée, on la combattra par des injections avec les liquides suivants :

Acide borique.	25 grammes
Eau distillée.	500 —

ou bien avec :

Acide phénique.	5 grammes
Glycérine	10 —
Eau distillée.	500 —

Ces injections seront employées tièdes, deux ou trois fois par jour, à l'aide d'une seringue à oreille ou avec une seringue plus forte, à la canule de laquelle on ajustera un petit tube en caoutchouc, dont l'autre extrémité entrera dans l'oreille.

Elles seront faites avec une extrême douceur, car un jet trop fort, dirigé sur le tympan, peut faire évanouir la personne la plus courageuse.

Pendant l'injection, le patient tiendra un vase au-dessous de son oreille, pour y recevoir le liquide écoulé.

Quand le malade craintif désire faire lui-même

son injection, il peut employer une seringue à canule coudée ; mais en général il vaut mieux que ce soin soit confié à un tiers.

On peut encore se servir dans le même but, d'un ballon en caoutchouc à canule de même provenance qui ne risque pas de blesser les parois de l'oreille quand on l'introduit. Il sera bon, pendant l'opération de tirer, ou faire tirer par quelqu'un, le haut de l'oreille en haut et en arrière afin de redresser le conduit auditif.

L'injection faite, on prie le malade de pencher la tête du même côté afin de faire tomber les dernières gouttes du liquide et on y introduit doucement un peu de ouate hydrophile pour bien assécher le conduit.

L'*Instillation* d'un liquide dans l'oreille se pratique à l'aide d'un compte-gouttes — en général, il s'agit d'un liquide actif, laudanum, solution concentrée d'acide borique ou phénique — on fait pencher la tête du malade du côté opposé à celui où on doit instiller et on la maintient dans cette position pendant cinq à dix minutes.

Insufflations. — Elles sont employées de moins en moins. On se sert généralement d'un tuyau de plume ou d'un tube de verre à une extrémité de laquelle on ajoute une petite poire en caoutchouc. Dans l'autre extrémité, on fait entrer la poudre, on place l'instrument dans l'oreille et en pressant fortement, mais sans brusquerie la poire, on la fait arriver sur le tympan préalablement desséché, ainsi que les parois du conduit auditif.

Insufflation d'air. — Le médecin conseille souvent de faire pénétrer de l'air dans l'oreille par la trompe d'Eustache, et il est bon que les mamans ou les parents connaissent la technique de cette petite opération qui s'exécute par le procédé de Vasalva ou par celui de Politzer.

Le premier procédé consiste à faire ou à faire faire à la personne malade, une forte inspiration ; elle pousse ensuite au dehors, cet air dont sa gorge est remplie, en fermant la bouche et le nez avec les doigts. L'air refoulé, ne trouvant plus alors d'autre passage pour s'échapper que les trompes d'Eustache, s'y précipite et pénètre de là dans l'oreille moyenne,

Dans le procédé de Politzer, on se sert d'une poire en caoutchouc terminée par un tube garni à son extrémité d'une ampoule qu'on introduit dans une des narines. On comprime en même temps avec les doigts les ailes du nez et l'on dit ensuite au patient d'avaler une gorgée d'eau qu'il a gardée dans sa bouche, au moment où l'autre personne presse à pleine main et vigoureusement sur la poire en caoutchouc.

Qu'arrive-t-il en cette circonstance ?... L'air chassé de la poire remplit le pharynx, mais celui-ci étant fermé en arrière par les muscles qui servent à la déglutition, il ne peut, d'autre part, s'échapper par le nez et la bouche également fermés, et pénètre ainsi dans l'oreille moyenne en s'introduisant dans les trompes.

Aussitôt l'insufflation faite, on retire du nez la

poire maintenue aplatie, car si on la laissait se dilater, elle aspirerait l'air qu'on vient de projeter dans la gorge et ce serait à recommencer.

Après avoir insufflé de l'air dans une des narines, on répète la même opération dans l'autre.

Fumigations. — Ce procédé est très simple et facile à exécuter. Ce sont, en général, à des fumigations émollientes ou narcotiques, c'est-à-dire calmantes, qu'on a recours.

On remplit de feuilles de mauve, de racines ou de fleurs de guimauve, un vase plus haut que large contenant un verre ou deux d'eau chaude. C'est la fumigation émolliente. Quand il s'agit d'une fumigation calmante, on se sert d'une tête de pavôt écrasée ou de feuilles de belladone, de morelle et de jusquiame — on les fait bouillir et cela fait, on couvre le haut du vase avec un entonnoir dont le bout est dirigé vers l'oreille. Il est bien entendu qu'il faut pour cela pencher légèrement la tête et attendre que la vapeur ne soit plus brûlante.

Rhinite ou Coryza aigu ou chronique. — L'inflammation de la muqueuse nasale est souvent la cause déterminante des inflammations de l'oreille ou du moins, si elle ne les occasionne pas, elle les entretient. Nous devons donc en dire quelques mots et parler ici de son traitement, car on n'y attache pas, surtout dans le jeune âge, suffisamment d'importance.

Généralement le coryza se déclare brusquement sous l'influence d'un passage trop brusque du chaud au froid, mais à force de se répéter, il arrive à passer à l'état chronique, ce qui en général est dû à une constitution ou à un tempérament lymphatique. Tout le monde en connaît les symptômes : le malade est enchifrené, son nez, ses yeux se changent en fontaine, sa voix est nasonnée et désagréable à entendre.

La présence de tumeurs adénoïdes (petites tumeurs en forme de mûres ou de framboises), agglomérées à l'orifice postérieur des fosses nasales, entretient aussi la rhinite. Il en est de même des polypes qui aiment à fréquenter les fosses nasales, sont quelquefois flottants, suspendus à un long pédicule ; ils irritent par leur ballottement constant la muqueuse du nez, d'où coryza chronique, difficulté et parfois impossibilité de respirer, éternuements et même écoulement purulent ou fétide.

Ces symptômes redoublent d'intensité quand le temps est humide, parce que les tumeurs ou polypes étant hygrométriques, augmentent alors de volume et il peut se faire que l'obstruction devienne complète dans les circonstances.

Du moment que la rhinite existe, le malade est exposé aux rhumes de poitrine, à la trachéite, à l'irritation du larynx, par propagation de l'inflammation sur des muqueuses qui ne sont en réalité que le prolongement les unes des autres, sans compter les symptômes généraux, fièvre, courbature, mal de tête, larmoiement, gonflement des paupières et névralgie, qui se joignent aux premiers.

Mais l'endroit vers lequel le coryza se propage

avec le plus de facilité et de fréquence, c'est l'orifice par où les trompes d'Eustache commnniquent avec le pharynx. Le sujet ne tarde pas à y ressentir des douleurs, une tension extrême et chaude dans l'oreille, des bourdonnements ennuyeux, et même de la surdité.

Cela arrive principalement aux enfants lymphatiques, au teint blanc et même rose, aux lèvres un peu charnues, au nez un peu grossi vers les ailes; examinez leurs yeux, ils sont souvent pleurants, irrités : touchez leur cou, et vour y verrez sur les côtés, des ganglions roulant sous les doigts. On en trouve d'autres plus développés encore autour des mâchoires. Tous ces signes révèlent un tempérament strumeux qu'il faut essayer (le plus tôt ne sera que le mieux). de modifier par un traitement intérieur actif dont nous reparlerons plus loin avec détail.

On voit par là combien il est essentiel une fois de plus, de s'opposer au mal, dès son origine, dès son apparition. Si on le laisse s'établir paisiblement dans la trompe. ce simple rhume de cerveau se terminera par la suppuration de l'oreille moyenne, par la destruction de la chaîne des osselets, la perforation du tympan et peut-être par la perte de l'ouïe. Et en parlant ainsi, nous n'exagérons rien ; loin de là. On comprendra donc combien il faut se méfier de ce mal vulgaire, et dont on se moque volontiers, le *Rhume de cerveau* voilà pourquoi nous insistons sur la nécessité de le traiter autrement que par le mépris.

Donnons donc quelques conseils à ce sujet. Inutile de dire que si ce sont des végétations adénoïdes, des polypes ou des corps étrangers qui entretiennent le mal, il faut recourir aux lumières d'un spécialiste ; nous n'indiquons de remèdes que pour les cas bénins.

La pommade suivante :

Acide borique.	4 grammes
Chlorhydrate de cocaïne.	0,15 —
Vaseline	25 —

qu'on introduira dans chaque narine matin et soir, soulage d'habitude les patients.

Avant l'introduction de cette pommade dans les narines, on emploiera la douche nasale ainsi composée :

Acide borique.	30 à 40 grammes
Eau ayant bouilli.	1 litre

Ce liquide tiède est mis dans une bouteille placée sur une tablette à un mètre d'élévation, on a ensuite un appareil nommé *siphon de Weber* qui est composé d'un tube dont une des extrémités est plongée dans la bouteille et dont l'autre extrémité terminée par une olive est introduite dans une des narines. Au milieu du tube est une poire en caoutchouc ; en la pressant, on y fait le vide et on aspire le liquide qui remplit alors le tube, et par les mouvements alternatifs de cette poire, on fait passer un courant de liquide dans le nez.

Pour faciliter ce passage, le patient est placé sur

un plan plus bas que la bouteille ; il penche la tête en avant ; au-dessous, sur un guéridon, est posée une cuvette qui reçoit l'eau tombant du nez. Une fois le liquide introduit dans les narines, on n'a même plus à presser la poire, il suffit de prononcer et de répéter la voyelle « a... a... a... » d'une manière continue pour que l'eau passe par l'autre narine.

Quand on a irrigué l'une pendant quelques minutes, on entreprend la seconde pour que le lavage soit complet.

Une bonne précaution recommandée par le docteur Mounier (1) c'est de ne jamais se moucher aussitôt après le lavage, car on peut projeter ainsi par la trompe d'Eustache du liquide dans l'oreille moyenne et amener l'inflammation de cet organe.

Si le coryza s'accompagne de céphalalgie violente, d'enchifrènement général (nez, gorge, yeux, pharynx), une fumigation calmante avec tête de pavots, feuilles de belladone, de morelle, de jusquiame et de mauves est utile ; pour la faire, on n'a qu'à s'envelopper la tête avec une serviette et à respirer la vapeur qui s'exhale de cette décoction.

Des bains de pieds sont également utiles en cette circonstance.

Les grandes personnes se trouveront bien encore de priser lentement trois ou quatre fois par jour la poudre suivante :

---

(1) Docteur MOUNIER, *Hygiène de l'oreille.* Société d'éditions scientifiques. Paris, 1892.

Sous-nitrate de bismuth . . . .   8 grammes
Sulfate de quinine.   2   —
Chlorydrate de cocaïne.   0,20   —
Poudre de gomme arabique.   2   —

Avoir soin de se bien moucher auparavant et de priser lentement.

Les jeunes enfants ne sauraient aspirer d'eux-mêmes, il vaut donc mieux leur souffler dans chaque narine gros comme un pois de la poudre suivante :

Sous-nitrate de bismuth. . . . .   5 grammes
Poudre de tanin.   1   —
Poudre d'acide borique.   2   —
Chlorhydrate de cocaïne.   0,15

Si le nez est obstrué ou tout simplement garni à son entrée de croûtes jaunatres, employer la pommade boriquée dont nous avons donné plus haut la formule.

Dans tous les cas où on soupçonnera chez le patient un état lymphatique, on aura le soin de lui faire prendre matin et soir un demi verre d'eau minérale de Sierck (iodo-bromurée) et à tous ses repas de l'eau ferrugineuse et reconstituante, la *Reine du fer* mêlée avec du vin ou de la bière, et enfin deux fois par semaine, donner un grand bain de Sierck.

Grâce à ce traitement général, on verra les constitutions les plus faibles se tonifier rapidement et les fâcheux symptômes ci-dessus énumérés disparaître en cessant de s'éterniser, ce qui arriverait si on ne modifiait pas la cause profonde du mal, une mauvaise constitution.

Les *Inflammations de la gorge* sont souvent la cause déterminante des maladies des oreilles, ainsi que nous l'avons dit au début de ce petit traité. Occupons-nous donc du traitement à opposer aux angines et aux amygdalites, pour les empêcher de se propager à la trompe d'Eustache et de là, à la caisse, en déterminant des otites moyennes suivies de formation du pus.

Les Angines à répétition, c'est-à-dire celles qui surviennent à chaque instant chez certains sujets, sous l'influence du moindre courant d'air ou de la plus petite variation de température, seront combattues à l'état aigu par le badigeonnage suivant, répété toutes les deux heures, avec un pinceau coudé :

Borate de soude.	5 grammes
Miel rosat.	20 —
Jus de citron.	5 —

S'il y a dysphagie, c'est-à-dire douleur et difficulté pour avaler, on fera sucer au patient six à dix pastilles de chlorhydrate de cocaïne dans les vingt-quatre heures et il prendra quatre cachets par jour de salol, à la dose de 50 centigrammes l'un.

On défendra au malade de fumer et de boire du vin pur, et *a fortiori* de l'eau-de-vie ou des liqueurs.

Appeler le médecin, si le mal persiste.

Les Amygdalites simples non accompagnées de fièvre, réclament la même thérapeutique, mais quand ces glandes deviennent énormes, qu'elles s'accompagnent de fièvre, qu'elles se recouvrent de points blancs ou jaunâtres, épouvantant les familles et leur faisant craindre l'angine couënneuse, c'est-à-dire l'angine diphtéritique, ayez recours à votre médecin, car on ne sait jamais au début de cette maladie, jusqu'où cela vous conduira. — *Latet anguis in herbá*, comme disaient les anciens. — « Le serpent est caché sous l'herbe », et il faut se méfier de ses vilains tours.

Quand, passant à l'état chronique, l'inflammation se révèle sous la forme d'amygdales énormes, grosses comme des noix, se touchant, refoulant la luette en avant ou en arrière, rendant difficile la respiration ou lui donnant un timbre nasonné désagréable, gênant la voix, empêchant le développement et l'élargissement de la poitrine, n'hésitez pas à faire disparaître ces glandes en les faisant enlever avec l'amygdalotôme ou par la galvano-puncture, c'est-à-dire par la cautérisation avec des pointes de feu. Avec les moyens que possède aujourd'hui la science, ces opérations ne sont plus douloureuses ; elles sont faites avec une rapidité extrême, empêchent la réapparition tous les deux ou trois mois d'une nouvelle inflammation amygdalienne qui, à chaque poussée, augmente le volume déjà trop grand de ces glandes.

Le bon public s'imagine que l'incision de la luette et l'ablation des amygdales peut nuire au bon fonctionnement de la voix, l'affaiblir et la détruire même ; c'est une erreur profonde, contre laquelle on ne saurait trop s'élever. — Luette et amygdales ne servent absolument à rien dans l'organisme humain ; leurs fonctions sont nulles ou plutôt elles ne servent qu'à une chose, faire souffrir quand elles s'enflamment, ce qui arrive par trop souvent. Il existe un moyen d'y mettre bon ordre, *les détruire ;* en le faisant, ce sont des ennemis qu'on supprime.

Il est évident que le traitement de l'*Otite moyenne ;* de l'inflammation du tympan ou *Myringite* et de l'*Otorrhée* (écoulement du pus) doit être l'œuvre du médecin spécialiste, seul apte à reconnaître la cause et à la combattre. Le plus souvent, ainsi que nous l'avons dit bien des fois, ces maladies fâcheuses sont entretenues par un tempérament prédisposé à la tuberculose ou à la scrofule et nous ne pouvons qu'insister encore une fois sur les moyens que nous avons indiqués plus haut pour les combattre. — (Eau de Sierck, bains de Sierck, amers (gentiane et quinquina). — Eau Reine du fer en boissons), avec le vin aux repas.

L'*Otalgie,* c'est-dire la douleur d'oreilles, accompagne toute inflammation de l'organe de l'ouïe, mais parfois aussi, elle existe sans qu'on y voie trace de phlogose, accompagnée ou non de surdité ou de bourdonnement. Dans ces cas-là, son apparition est soudaine et est occasionnée par un courant d'air froid, la formation d'un furoncle ou d'un abcès ou par la carie d'une dent gâtée du côté malade. Si c'est un coup de froid qui en est la cause, on aura recours aux fumigations émollientes et narcotiques indiquées précédemment : si c'est un abcès qui se forme, on appellera le médecin, car l'incision avec une lancette, de la peau cocaïnisée au préalable pour éteindre la douleur, est le plus court chemin pour la faire disparaître : si c'est enfin une dent gâtée qui l'occasionne par propagation, on agira sur celle-ci en la confiant aux soins d'un dentiste habile, car, sans offenser leur honorable corporation, je puis dire qu'ils ne le sont pas tous !

Dans tous les cas, on placera dans l'oreille un bourdonnet de coton imbibé de la solution suivante :

Sulfate neutre d'atropine   0,05
Chlorydrate de cocaïne   0,10
Eau distillée . . . .   10 gr.

Le bourdonnet peut encore être imbibé de :

Huile de jusquniame . . . .   10 gr.
Laudanum . . . .   15 gouttes.
Extrait de Belladone . . . .   o o5 gr.
Chlorydrate de cocaïne o.10

Nous recommandons cette dernière composition. Il sera toujours utile de donner à son réveil, au patient un verre à pied d'Hunyadi–Janos et un bain de pieds matin et soir.

Bourdonnements. — Disons aussi un mot des bourdonnements qui sont souvent un des plus grands chagrins, un des tourments les plus affreux pour les pauvres malades. Ce symptôme irritant réclame pour être combattu, l'avis et le jugement du praticien, car il peut dépendre d'une foule de causes opposées (obstruction des trompes, pression des osselets dans la fenêtre ovale, anémie, pléthore, vertige de Ménière, nervosisme, arthritisme.) mais enfin aussitôt qu'il se montre, on peut chercher à le combattre par des frictions sur le derrière de l'oreille, avec le mélange suivant.

                Baume de Fioraventi . . .   40 grammes
                Alcoolat de lavande   40   —
                Ether sulfurique . . . . .   20 gouttes
                Vératine . . . . , . 0,25   —

si ces frictions répétées trois fois par jour sont inutiles, allez consulter le spécialiste.

Mais souvent les parents, par un amour-propre exagéré, se refusent à reconnaître tout haut ces états qu'un secret instinct ou la voix de leur conscience leur révèlent cependant tout bas. Ah ! que de fois il en est ainsi et combien souvent nos yeux se ferment à l'évidence, quand l'aveu est pénible pour notre vanité ! Insistons donc rapidement sur les moyens de reconnaître les deux fléaux de notre époque, qui sont les grands pourvoyeurs des maux d'oreille, la *Tuberculose* et la *Scrofulose*.

On doit soupçonner la tuberculose toutes les fois que dans la ligne des ascendants, un des parents a disparu emporté, soi-disant, par une bronchite, une consomption, une pneumonie ou un catarrhe. Comme dans beaucoup de circonstances de la vie, l'étiquette sert ici à déguiser un fait brutal, une mort survenue sous les étreintes de la phtisie. Si le père ou la mère sont des tousseurs, des catarrheux, des essouflés, ils doivent craindre pour la poitrine de leurs enfants, surtout si. à quinze. seize ou dix-huit ans, ils se développent avec une rapidité qui n'est pas de bon augure, s'ils se voûtent, s'ils transpirent la nuit, et maigrissent malgré un appétit vorace.

Quant aux scrofuleux, ils présentent, disent les docteurs d'Espine et Picot (1), deux types généraux. « Le premier (forme torpide) n'exclut point l'embonpoint, mais les chairs sont molles et flasques, la lèvre supérieure épaisse, le nez pyriforme, la mâchoire inférieure carrée, le système musculaire faible, l'intelligence paresseuse. Dans le second type (forme nerveuse), la peau est blanche, satinée, les formes sveltes et gracieuses, les sujets sont secs, peu musclés ; ils ont les yeux bleus et une grande activité intellectuelle. »

Voilà les moyens faciles et accessibles à tous de discerner les sujets prédisposés à la phtisie et à la scrofule. Ceci est un peu en dehors de notre cadre, mais on n'insistera jamais trop sur les moyens d'éclairer un sujet aussi important.

Parents qui avez des enfants otorrhéiques, ne prêtez donc pas l'oreille aux avis d'une foule d'ignorants, plus bavards qu'habiles, vous donnant une foule de conseils inutiles, quand ils ne sont pas dangereux ; allez trouver votre médecin, conduisez-lui votre enfant et allez s'il le faut jusqu'à l'Auriste

_____

(1) *Maladies de l'enfance.*

pour débarrasser quelqu'un qui vous est cher d'un mal pouvant empoisonner sa vie !

Avant de nous occuper des moyens prothétiques à l'aide desquels on supplée à l'insuffisance de l'ouïe, qu'il me soit permis de parler d'un travail intéressant qu'a fait paraître dans le *Journal d'Hygiène* (mai 1894), notre confrère le docteur Prat, travail intitulé : *De la Surdité chez les musiciens.*

On sait combien il est facile depuis les recherches du docteur Vernois sur *La main des ouvriers et des artisans*, de reconnaître, en étudiant leur main, une blanchisseuse, une repasseuse, un tanneur, un charretier, un menuisier, un charpentier, un musicien.

Mais non seulement on reconnaîtra ce dernier par l'examen des mains s'il joue du violon, du violoncelle ou de la contre-basse, s'il sonne du cor, de la trompette ou s'il bat du tambour, des cymbales ou de la grosse caisse ; mais on peut le reconnaître encore par l'examen de son oreille.

Nous avons déjà signalé la surdité relative de l'oreille gauche des violonistes ; en la penchant sur leur instrument, ils émoussent peu à peu leur faculté auditive ; leur ouïe est surmenée, fatiguée, lassée et comme une corde trop montée, elle se brise et disparaît. Eh bien, à force d'abuser de son instrument, chaque genre de musicien finit par devenir sourd ; mais, comme dit le docteur Prat, chaque musicien a sa manière d'être sourd suivant l'instrument dont il nous régale.

« Il y a, dans nos orchestres, trois sortes de mu-

siciens instrumentistes ; ceux qui jouent des instruments à vent, à cordes et à percussion. Ces derniers
ne sont pas les plus sourds, quoiqu'ils soient répu-
tés faire le plus de bruit. S'ils deviennent sourds,
c'est qu'ils sont exposés comme les autres, aux
causes générales, par exemple au froid à la tête.

« On étouffe dans les théâtres, ai-je besoin de le
rappeler ; l'accumulation des personnes et des lumières vous plonge dans un milieu chaud et humide qui vient encore augmenter chez les musiciens,
la chaleur produite par la tension d'esprit, les mouvements précipités occasionnés par l'accord fréquemment répété de leur double instrument, comme chez
les timbaliers, et les changements subits qui les font
aller d'un instrument à l'autre : car ils ne sont pas
tous à l'Opéra, et l'économie des directeurs a soin
de confier à une seule personne tout ce que l'on
peut appeler la batterie de cuisine de l'orchestre,
grosse caisse, tambour, triangle et clochettes : notez
aussi que ce sont eux la plupart du temps qui sau-
vent la situation, quand un compositeur s'est trop
égaré dans une harmonie risquée ; si c'est une opérette, il ne se donne pas la peine de chercher sa
transition ; le timbalier est là, il frappera dur, fort
et longtemps, en sorte que le public étourdi sera
tout étonné et fort satisfait de se retrouver dans un
ton qui lui ménage une mélodie agréable. Autrefois on aurait fait dix opéras comiques avec tout
ce que l'on entasse aujourd'hui de musique dans
une opérette. A la fin de l'acte, notre homme
souffle, sue, il est rendu ; aussitôt on ouvre toutes

les portes derrière lui. une douche d'air froid frappe ses oreilles, c'est là que l'exercice avait accumulé la chaleur, c'est sur leur plaque vibrante le tympan, qu'elle rayonne, c'est sur sa surface libre, au-dessus et au-dessous que se fait la déperdition : un froid insensiblement répété tous les soirs dans des circonstances identiques agit sûrement aux dépens de l'organe et de sa fonction.

» Mais supposons un homme soigneux de sa personne, il a quitté sa place trop exposée à tous les vents pour aller continuer sa sudation dans un foyer qu'on pourrait appeler une fournaise. Au coup de sonnette, il reprend sa place, le rideau se lève et un manteau de glace s'affaisse sur ces pauvres musiciens de l'orchestre, qui ne peuvent se préserver du froid qu'en frottant vigoureusement leurs cordes ou en soufflant à pleins poumons, ou en frappant à tour de bras.

» Un souffleur de clarinette est tout congestionné, sa figure est violette sous l'influence de l'effort prolongé ; on dirait un homme qui se noie : heureusement les glandes sudoripares, comme autant de soupapes de sûreté, s'ouvrent, et la tension sanguine est diminuée d'autant. Mais l'oreille ébranlée, surexcitée, animée, trouvera après une action si violente, le moment de sa résolution et de la prostration : c'est dans ce second moment qu'elle est atteinte par la moindre cause perturbatrice.

» On a toujours besoin, pour bien entendre, d'une excitation préalable ; de là, l'habitude des musiciens de commencer toujours par un préambule, une introduction, un prélude.

8*

» Ils regardent comme un art, mieux que cela, comme une grande science, de savoir préluder. Mais ce qu'ils ne savent pas, c'est qu'on a toujours besoin pour bien entendre, quelque bien portant que l'on puisse être par l'oreille, d'un frémissement sonore. C'est une loi de physique parfaitement établie par les travaux récents d'Helmoltz, de Lissajoux, de Terquem, etc., à savoir, que jamais un son n'est simple.

» On entendrait mal un orchestre, s'il n'était placé sur une caisse de bois, percée de trous, qui augmentent sa sonorité ; aussi, le violon qui n'est formé, pour ainsi dire, que d'une seule corde aisément modifiable, a-t-il sa boîte sonore composée de bois différents dont chacun donne une note musicale à un intervalle de seconde de la précédente, et concourt ainsi au bourdonnement qui facilite l'audition. Il est même à remarquer qu'en omnibus, dans un clocher, pendant la sonnerie, derrière les tambours à l'armée, ou pendant une bataille, ce sont les sourds qui entendent le mieux au milieu de cette confusion de sons, et parfois transmettent le commandement à leur voisin, qui avait de trop bonnes oreilles pour le comprendre.

» Dès lors qu'on a reconnu la nécessité du bruit et de l'ébranlement sonore, pour la compréhension du son musical par l'oreille, on ne s'étonnera plus de trouver dans nos orchestres tant de musiciens sourds, qui, le soir, entendent parfaitement, et avec une délicatesse qui, souvent, n'est pas atteinte par l'organe le mieux portant.

» Voilà une clarinette ou un trombone affligé d'un écoulement d'oreilles, son mal s'aggravera, et ira jusqu'au sang s'il persiste à souffler dans son instrument. Tel autre est sujet aux angines, sa respiration sera de plus en plus difficile, et l'arrière-bouche ainsi que la trompe d'Eustache seront atteintes par l'inflammation.

» Voyez ce violoniste, il penche son oreille gauche sur son instrument ; plus elle reçoit de son, plus il est satisfait, et il trouve sa maladie dans cet ébranlement nerveux qu'il recherche jusqu'à l'abus : il se grise comme un buveur d'absinthe. Aussi les violonistes ont-ils presque toujours l'oreille gauche moins bonne que la droite. Je ne veux nommer personne, mais en cherchant bien, on trouverait que ceux qui jouent du violon, je parle des habiles qui passent des dix heures par jour à faire chanter leur instrument, sont largement prédisposés aux maladies cérébrales.

» Je ne veux pas rappeler ici l'histoire légendaire de ce musicien sourd, le plus célèbre de tous, si ce n'est pour relever quelques particularités instructives.

» La chevelure abondante de Beethoven rappelait celle des Papouas, habitants de la Nouvelle Guinée septentrionale, que Dampier désigne sous le nom de *Mop-Headed Papuas*, Papouas à tête de vadrouille (1), ou de faubert.

(1) Tampon de laine, attaché à un long manche et servant à nettoyer le pont des navires (Littré). — On l'appelle faubert dans le Midi.

» La plupart du temps, le peuple crée les mots, et le savant s'en empare.

» Beethoven avait donc sur la tête un amas de cordons de laine qui lui servait de chevelure. Il travaillait beaucoup, son cerveau était toujours en activité, et son esprit se tordait, pour ainsi dire, en combinaisons de toute sorte. Lorsqu'on passe brusquement d'un mouvement prodigieux à un repos immédiat, il se produit une chaleur énorme, la théorie thermodynamique le prétend et elle le prouve ; mais la physiologie nous apprend que l'équilibre se rétablit instantanément par une suractivité dans certaines sécrétions, par une sueur abondante, pour ne parler que de l'une d'elles, dont l'évaporation amène un froid subit, quelquefois plus grand que n'était la chaleur elle-même.

» Ce froid, qui accompagnait l'écriture après la chaleur de la pensée, ne venait pas encore assez vite au gré de Beethoven ; il courait à sa toilette, (c'est lui qui nous l'apprend) il se plongeait la tête dans une cuvette d'eau, la plus froide possible.

» Plus tard il prit une nouvelle habitude, aussi désastreuse pour sa santé. Il partait de grand matin et restait des journées entières au milieu des bois, composant toujours, s'exposant à l'humidité de leurs ombrages, la tête toujours découverte. Aussi se plaint-il continuellement des névralgies dont il souffre, et dont il est facile de rapporter la cause à sa conduite déréglée sous le rapport de l'hygiène.

» Beethoven a donc cherché et obtenu une surdité rhumatismale, et la persévérance qu'il a mise à faire durer la cause perturbatrice, a occasionné des désordres qui ont bientôt rendu l'effet grandissant et ont assuré sa persistance.

» Le nombre des musiciens sourds est énorme. On se rappelle Francastel, un prix de Rome, qui composa je ne sais combien de musique ; Tréville, premier violon dans un des théâtres de Paris ; Alary, Habeneck, Bizet, Camille Schubert, Giulia Grisi, un organiste que je ne veux pas nommer ; une quinte que tous les musiciens connaissent ; un ophicléïde célèbre, Fraschini, Planel, et Vivier qui a eu le prix de cor au Conservatoire, etc., etc., et notez que je ne parle que des musiciens célèbres par leur extrême surdité.

» En résumé : l'excès en tout est un défaut, et l'exercice excessif d'un organe le fatigue et l'altère.

» Pour le musicien, l'abus est d'autant plus facile que le bruit appelle le bruit ; il en est ainsi, même des oiseaux chanteurs qui gazouillent plus volontiers et plus fort au milieu de l'éclat d'une conversation animée (1). »

Là, comme en toutes choses, aux musiciens comme aux personnes s'occupant de déchiffrer des manuscrits, où lisant jour et nuit, comme aux chanteurs ne cessant de roucouler du matin au soir, comme aux astronomes cherchant à suivre constamment le cours des astres étincelants, nous ne nous lasserons pas de répéter et recommander sans cesse ces sages conseils.

(1) Voyez les serins dont les cages sont dans l'appartement !...

— Usez, mortels, n'abusez pas !... Voyez plutôt ce qui se passe dans la nature ; est-ce que le meilleur chantre ailé, le rossignol, chante du matin au soir et du soir au matin ? non, assurément, et quand l'aube matinale blanchit l'Orient, sa voix s'éteint, on cesse d'entendre ses admirables vocalises et l'oiseau repliant sa tête sous son aile soyeuse, va s'endormir auprès de sa compagne immobile et ravie, non loin de son nid caché au fond des buissons les plus épais.

CHAPITRE VIII

PROTHÈSE ACOUSTIQUE

De tout temps il y a eu des sourds, surtout parmi les nations civilisées, et de tout temps aussi, on a dû chercher les moyens de remédier à l'infirmité de la surdité. L'homme qui en a été le premier affligé a, par un mouvement instinctif, ramené avec la main correspondante au côté affecté, le pavillon de l'oreille en avant, en dirigeant la tête du côté de l'endroit d'où partaient les ondes sonores. Trouvant ensuite que sa main étendue, mais recourbée en forme de conque ou de cornet, ramassait mieux le son en multipliant la surface réceptrice, il a dû trouver plus commode et plus efficace la construction de cornets acoustiques, dont sa main lui avait suggéré l'idée.

Du reste, les Romains qui représentent avec les Grecs le plus haut degré de la civilisation ancienne, avaient des idées fort justes sur l'acoustique ; peut-être même étaient-elles plus exactes, plus approfondies et plus habilement calculées que les nôtres? C'est le sentiment d'Itard, un auriste célèbre qui a écrit « qu'ils savaient mieux que nous, rendre accessibles au son de la voix humaine, toutes les parties d'un vaste édifice, comme le prouvent les voûtes de leurs théatres, tellement spacieux, que plus de la moitié des spectateurs se fût trouvée hors de la portée de la voix des acteurs, si elle n'avait été renforcée et propagée par les plus savantes combinaisons. »

Les Romains, en effet, employèrent, dit le docteur Rattel (1), des vases sonores pour augmenter la résonnance de leurs salles, et Denys le Tyran avait fait bâtir une sorte d'auditoire en forme de ces coquillages allongés appelés fuseaux, qui s'enroulent sur eux-mêmes comme une vis : l'extrémité la plus large communiquait avec le cachot du prisonnier et l'extrémité la plus haute avec sa chambre à coucher, en sorte que plaintes, soupir ou parole de l'infortuné arrivaient, sans qu'il s'en doutât, à l'oreille du tyran.

Ne sait-on pas encore que pour donner ses ordres à son armée et grossir sa voix, Alexandre le Grand plaçait sa bouche dans un des points de la circonférence d'une corne circulaire de deux mètres cinquante de hauteur et suspendue en l'air par trois

____

(1) *Des Cornets acoustiques et de leur emploi dans le traitement de la surdi-mutité,* par le docteur RATTEL. J. BAILLÈRE, 1886.

piquets ? le son s'échappait de l'autre côté de la corne par une sorte de porte-voix qui la portait en effet distinctement à cent stades (18,500 mètres). En sorte que ses commandements pouvaient diriger toutes les manœuvres de ses soldats.

Oui, de tout temps, on a dû chercher un instrument pour remédier, chez les sourds, à la défectuosité de leur ouïe, de la même manière qu'avec les lunettes, on a remédié aux défectuosités de la vue. Mais quelle différence dans les deux cas ; « la lumière, dit le docteur Rattel, se propage en ligne droite, tandis que le son se disperse dans tous les sens ; l'œil est plus accessible et moins compliqué dans sa structure, et n'a en définitive à remédier qu'à ses deux défauts capitaux, la myopie ou la presbytie ; la vue courte ou la vue trop longue ; le sens de l'ouïe est très profond, très compliqué, peu accessible, et que de genres variés et différents de surdité ! Il n'y a qu'une surdité, disait Boerhaave, mais il y a cent façons de devenir sourd.

« Les cornets acoustiques ne peuvent pas avoir la perfection des instruments d'optique et en particulier des lunettes. Ils servent : 1° à concentrer les ondes sonores ; 2° à les renforcer ; 3° à les transmettre. Mais le renforcement des sons, ce rôle qui est le plus important *est limité*. Ne sait-on pas que, passé un certain degré d'intensité, le son (le son articulé et parlé) devient confus et ne reste plus perceptible ? »

Quoi qu'il en soit et sans qu'elle ait encore la valeur de la prothèse oculaire, malgré l'invention du microphone et du téléphone sur lesquels on avait, au début, fondé de grandes espérances, mais qui sont plutôt du domaine de l'électricité que de l'acoustique, la prothèse acoustique peut rendre des services et comprend trois sortes d'appareils : 1° les tympans artificiels, 2° les appareils acoustiques, 3° les audiphones et le dentaphone.

A. *Tympans artificiels.* Quelques personnes at-atteintes de suppuration d'oreille ayant remarqué que, lorsqu'on les pansait, en nettoyant leur tympan, soit avec des pinces garnies de coton, soit avec un papier roulé, ou un pinceau, elles entendaient plus distinctement, ont eu l'idée d'appliquer sur le tympan perforé, une membrane tympanique artificielle. Mais ce n'est que vers 1849 ou 1850 que Yearsly et Erhard ont proposé d'appliquer une mince couche de coton sur l'ouverture du tympan, idée que Toynbée a perfectionnée en 1852 en conseillant l'introduction d'une sorte de tympan artificiel.

Avant lui, les malades atteints de perforation de cette membrane (et le nombre en est considérable), étaient pour ainsi dire abandonnés à leur sort infortuné et restaient sourds, le reste de leur vie, tandis que la découverte de l'auriste anglais leur rendit l'ouïe, quand même elle était perdue depuis bien des années.

Toutes les fois qu'il y a ou qu'il y a eu une suppuration de l'oreille, sans qu'on ait pu obtenir des améliorations par les traitements ordinaires, il sera bon de recourir au tympan artificiel, afin d'arriver à une ouïe meilleure. L'effet obtenu n'est pas en raison directe de l'ouverture plus ou moins grande du tympan. En général, on n'a pas recours à ce procédé chez les sujets trop jeunes ; on attend pour l'employer que l'enfant soit devenu adulte. Quand l'introduction de ce tympan artificiel détermine des douleurs ou des vertiges, ou augmente la suppuration, mieux vaut y renoncer.

Le degré d'amélioration obtenue par ce moyen, varie suivant les individus et ne semble pas en rapport avec la gravité des lésions. Là encore, il y a des influences mystérieuses qui échappent à notre appréciation. Parfois l'amélioration est si grande et si rapidement obtenue, que l'audition qui avait peine à être réalisée au contact immédiat, s'exécute à cinq six, huit mètres. D'autres fois, on gagne beaucoup moins, mais combien de pauvres employés ont réussi par ce procédé à rendre leur ouïe passable et ont pu conserver une place qu'ils étaient menacés de perdre, ne parvenant plus à entendre leurs chefs de bureaux !

M. Politzer dit avoir réussi par le tympan artificiel, à rendre l'audition à un homme de soixante ans et qui était sourd depuis plus de trente ans. Pour se faire comprendre de lui, il fallait constamment lui écrire. De pareils faits se passent de commentaires. Aussi doit-on ériger en règle absolue d'essayer chez tous les sourds, l'apposition d'un tympan artificiel.

Lucae et Moos ont remarqué en outre que ce procédé rendait plus facile et plus sonore, la perception des sons par les os de la tête. Parfois même, les bruits subjectifs perçus par les malades et que nous avons décrits (sifflements, bruits de cloches, de grillons, etc.), sont considérablement atténués et même disparaissent.

En général, aussitôt qu'on sort le tympan artificiel de l'oreille, la surdité se rétablit, alors même que le malade avait constaté une amélioration persistante ; cependant, il est bon au début, de ne pas le laisser trop longtemps en contact avec la muqueuse de l'oreille et le tympan. — Il y séjourne trois ou quatre heures le premier jour, puis on augmente peu à peu les heures de contact ; quand il y est laissé pendant huit ou dix jours, il est bon de l'enlever pendant un ou deux jours, car on a remarqué qu'après cette interruption, l'action est beaucoup plus favorable.

Une règle essentielle, c'est d'enlever l'instrument tous les soirs. Il sera également sage de ne le mettre en place que lorsqu'on a à converser avec quelqu'un ; si, au contraire, on est seul, on fera bien de l'enlever.

D'après les expériences de Ménière, de Trœltsch et de Politzer, l'application de l'appareil sur des tympans non perforés est suivie parfois de bons résultats.

Entrons maintenant dans quelques explications sur la confection de ces appareils et leur introduction dans les oreilles.

Il y a plusieurs variétés de membranes tympaniques ; les principales sont celles de Toynbée, de Politzer, de Hassenstein, de Miot et de Czarda de Pragues.

La membrane tympanique de Toynbée consiste en une plaque ronde de caoutchouc de 6 à 7 millimètres de diamètre fixée à l'extrémité d'un fil d'argent ayant la longueur du conduit auditif. On a remplacé le fil d'argent destiné à tenir la plaque rigide et immobile par un tube de caoutchouc ou un brin de fil, mais l'application de l'instrument est moins facile et sa contention moins parfaite.

Pour remédier chez les pauvres gens à la dépense de l'appareil de Toynbée, qui a besoin d'être renouvelé assez souvent, Politzer l'a remplacé par un tube en caoutchouc de deux à trois millimètres d'épaisseur, dont on coupe une partie et dont l'extrémité inférieure est attachée à un fil métallique de moyenne grandeur ; Politzer se sert encore d'un tube de caoutchouc de la longueur du méat, arrondi ou tronqué obliquement à son extrémité interne : il a même ajouté à son appareil, quand l'étrier (petit os de l'oreille) a disparu chez les malades, un nouvel étrier pris sur le cadavre, afin que les ondes sonores, tombant sur la membrane artificielle, se transmettent à ce nouvel étrier et de là, à la fenêtre ovale (1).

Le porte ouate de Hassenstein est composé d'une petite pince de trois centimètres de longueur, tenant au bout de ses mors, une boulette de coton plus ou moins volumineuse selon l'étendue de la perforation.

Les inconvénients du tympan de Toynbée sont la

(1) *Traité des maladies de l'oreille*, par POLITZER, traduction par A. Joly de Lyon, p. 454.

sensation désagréable, souvent douloureuse, produite par l'introduction de la plaque de caoutchouc dans la partie la plus étroite du méat, et le craquement pénible dans l'oreille qui résulte, pendant le parler ou la mastification, de ce que les mouvements de la mâchoire se transmettent au conduit auditif et de là au fil métallique et à la plaque de caoutchouc.

La pince de Hassenstein donne un meilleur résultat, et s'il y a des exsudats, ils sont absorbés par le coton antiseptique boriqué ou salicylé de son extrémité.

Le tympan de M. Miot consiste tout simplement dans une petite couche de coton arrondie sur ses bords en forme de disque; on l'imbibe avec du collodion et alors on le taille de manière à ce qu'il puisse recouvrir, en les dépassant, les bords de la perte de substance tympanique.

On saisit alors avec l'extrémité d'une pince coudée le milieu du disque, et en s'éclairant avec le miroir placé sur le front, on en recouvre la perforation. Un stylet mousse sert à favoriser l'accolement du tympan artificiel avec ce qui reste du tympan naturel. On a soin, pendant ce temps, de tirer en arrière le pavillon de l'oreille; on fait ensuite quelques insufflations et le petit appareil sèche aussitôt sur place.

M. le Dʳ G. Brémond (1) signale le cas d'une jeune couturière, qui sans tympan collodionné n'entendait même pas les lourds véhicules de Paris, passant dans la rue Saint-André-des-Arts et communi-

1. Dʳ G. BRÉMOND. Tympans artificiels, Cayer et Cie, Marseille.

quant des ébranlements aux murs du dispensaire. En possession de son appareil, elle entendait la voix murmurée d'un bout à l'autre de la salle de quatre mètres. Cette jeune fille supporta ce tympan pendant soixante jours sans accuser la moindre réaction inflammatoire,

Le Dr Miot affirme que l'application de son tympan est tellement simple, tellement aisée, que n'importe quelle personne peut, en l'absence du médecin traitant, procéder à sa confection et à son application, et cependant, M. Miot, malgré sa grande habileté, est obligé dans certains cas, de s'y prendre à plusieurs fois avant d'obtenir cette coaptation parfaite qui est la condition absolue de la réussite.

L'appareil du docteur Czarda ressemble pour la forme à celui de Toynbée. Le caoutchouc vulcanisé ou la guttapercha de l'auriste anglais sont remplacés par un disque taillé à l'emporte-pièce dans la protectrice Lister. Au lieu du fil d'argent, Czarda met un fil de soie phéniqué dépassant en longueur la dimension du conduit auditif.

L'appareil ainsi construit est conduit et mis en place au moyen d'une pince très ingénieuse, ressemblant à la pince de nos fumeurs de cigarettes. L'extrémité en est creusée d'un petit canal donnant passage au fil fixateur. Ce fil se réfléchit sur une petite barre placée transversalement entre les deux branches de la pince et faisant office de poulie de renvoi. En tirant sur l'extrémité libre du fil, le tympan vient se placer perpendiculairement à l'extrémité de la pince, dont on n'a alors qu'à serrer les deux branches pour que le fil soit pressé entre elles et par cela même soit immobilisé en même temps que le tympan artificiel !

On confie alors la pince ainsi armée au malade pour qu'il applique lui-même son appareil. Il suffit de lui recommander d'aller jusqu'au fond du conduit auditif comme s'il voulait le gratter, jusqu'à ce que la sensation d'une résistance l'avertisse que le tympan artificiel est en place.

Le malade réussit de cette manière et seul, à poser et à se servir de ce petit appareil ; l'acte est en quelque sorte instinctif et d'une précision mécanique. Avant d'appliquer le tympan, on doit le plonger dans une solution phéniquée. Il est très bien supporté par les malades, à cause de sa composition anti-septique et ne provoque pas de réaction. Quand il veut le retirer, le malade le sort à l'aide du fil au bout duquel il est fixé, tandis que le tympan de M. Miot ne peut être enlevé qu'en employant d'abondantes irrigations. Il améliore beaucoup l'audition et son prix est insignifiant. Enfin son application favorise beaucoup la fermeture des perforations. Nous engageons donc nos clients à employer ce moyen prothétique, et quand on songe à la fréquence des perforations parmi les malades qui se présentent aux cliniques, (on a trouvé 199 perforations simples et 82 perforations doubles sur 1.000 malades venant consulter pour leurs oreilles, soit une moyenne de 20 o/o, on comprend, l'importance de ce mode de traitement ; c'est même là l'excuse de notre insistance.

La découverte de Toynbée devait exciter de nombreuses imitations de la part de certains spéculateurs non diplômés, mais cherchant à coups de grosse caisse et de réclame dans tous les journaux politiques à attirer l'argent du public dans leurs coffres-forts.

Il y a tant de gens crédules et, d'autre part, tant de sourds qui veulent guérir! Un industriel de ce genre, Nicholson, affirme hardiment guérir toutes les surdités, quelles que soient leurs causes, avec son tympan artificiel qui est une simple imitation de celui de Toynbée et se compose de membranes taillées en croix de Malte et réunies par un fil de laiton. Cet appareil coûte bien 10 centimes et son auteur le vend modestement 50 francs. Il est vrai que, pour cette somme, on fait en même temps cadeau au patient d'une poudre d'autant plus fameuse qu'elle est mystérieuse, et cependant la même pour tout le monde On la prise toute la journée comme du tabac. Et ce qu'il y a de plus affligeant, c'est que ces charlatans d'une ignorance crasse, gagnent plus d'argent que les maîtres les plus distingués? Obtiennent-ils, par hasard, une guérison, toute la France en est informée par la voie de leurs journaux? Ne réussissent-ils point?... sur quatre-vingt-dix-neuf malades, aucun de ces sourds dupés ne se plaindra. Ils y ont été de leur poche pour 50 francs, mais ils se gardent bien de faire connaître au public leur sottise et leur crédulité justifiant en cette occasion la vieille opinion de Boileau:

> Du Japon jusqu'à Rome,
> Le plus sot animal, à notre avis, c'est l'homme.

Instruments acoustiques. — Nous avons à décrire les divers instruments acoustiques employés pour faire entendre les personnes dures d'oreille. Ces instruments ont pour but de recueillir et de condenser les ondes sonores extérieures et de les faire parvenir dans l'intérieur de l'oreille. Plus leur surface recueillante est grande et plus grande sera aussi leur efficacité.

A. Les *Tubes acoustiques mobiles* sont composés d'un fil de fer en spirale recouvert d'une peau et par dessus d'un filet serré. Longs à peu près d'un mètre, ils servent pour la conversation entre deux personnes ; une de leurs extrémités se termine par une olive que le sourd introduit dans son oreille, tandis que l'autre en forme de cône ou de coupe, sert à recueillir la voix de l'interlocuteur et est rapprochée de sa bouche. Il suffit que ce dernier parle à voix ordinaire pour que la personne sourde entende distinctement ; en parlant trop haut, on l'étourdirait.

B. Quant aux *Cornets acoustiques rigides*, on les faisait autrefois en métal, mais on y a renoncé à cause de la résonnance métallique que cela donnait à la voix. N'est-ce pas une chose bizarre que de voir un sourd ne pas pouvoir supporter à moins d'en être agacé souverainement, un son trop vibrant, trop aigu ou trop strident? Voilà en grande partie pourquoi on fabrique aujourd'hui ces instruments avec du caoutchouc durci. Pour les rendre plus portatifs, on les ajuste en plusieurs pièces. ou on leur donne une forme parabolique. Leur extrémité en forme de coupe rassemble assez bien les ondes sonores et celles-ci sont transmises à l'oreille par un tube métallique.

Ces cornets, dont il existe plusieurs variétés, reproduisent assez nettement les paroles et satisfont généralement ceux qui y ont recours, ce qui leur permet de ne pas renoncer tout à fait à leurs relations sociales,

Malheureusement ces appareils prennent de la place, se voient et nettement ainsi en évidence une infirmité qu'on ne voudrait pas pourtant afficher partout ; et qui se voit clairement, hélas ! quand on tire de sa poche, un cornet acoustique, quelque élégant qu'il soit. Le rêve des sourds a donc toujours été (et il l'est encore,) d'avoir des instruments de peu de dimension, invisibles si possible, faciles à cacher sous les cheveux et qui, placés dans l'oreille, feraient entendre aussi facilement que les lunettes font voir. On a construit et proposé au public dans cette intention, de petits cornets appelés « Abraham » ou Oreillons, construits en argent en forme de tube, se plaçant dans le conduit auditif et se terminant à l'intérieur par un entonnoir. On y a même disposé à l'intérieur un petit microphone, mais ce système n'a donné aucun bon résultat, pas plus que *l'Apparitor auris* de Tiemann construit en forme de colimaçon. Ces instruments ne renforcent ni le son, ni la voix et sont plus nuisibles qu'utiles à cause de leur rigidité. Nous croyons cependant qu'il y aurait quelque chose à faire à ce sujet et nous voudrions voir l'attention des fabricants d'instruments de chirurgie se porter de ce côté-là, car on ne calcule pas à moins d'un million le nombre des sourds de toute espèce existant en France.

Politzer se fondant sur ce principe que le son perçu par l'oreille est renforcé, *si la surface du tragus ou conque est agrandie en appliquant derrière une petite plaque solide*, a construit un petit instrument acoustique dont plusieurs sourds ont été satisfaits et qui a pour but d'agrandir en arrière l'étendue du tragus pour introduire dans le conduit auditif une plus grande quantité de son.

Cet instrument a la forme d'une corne de chasse recourbée et s'évasant depuis son extrémité interne qu'on introduit dans le conduit auditif jusqu'à son extrémité externe, dont l'ouverture est dirigée directement en arrière vers la conque. Cette petite corne qui ressemble assez bien à ce coquillage de nos eaux douces qu'on appelle les physes, est coupée en deux, par moitié, dans son sens longitudinal. En général, dit Politzer, on entend avec cet instrument à une distance plus du double de celle où les sons étaient perçus auparavant et c'est là, certainement un résultat très avantageux.

« On a fabriqué, dit Itard, un *Apparitor auris* à deux valves ; une vis les fait écarter l'une de l'autre et les fixe solidement dans l'oreille. D'autres inventeurs ont imaginé pour prendre le moule exact du conduit auditif d'y introduire du plâtre mouillé après avoir au préalable mouillé ses parois avec de l'huile et de la mousse de savon. On a de cette façon une empreinte parfaite qu'on recouvre avec une mince feuille d'argent et présentant des saillies là où il y a des anfractuosités et réciproquement des creux où il y a des éminences. Sur cette lame métallique ainsi préparée, on fixe le cornet destiné à renforcer les sons ; le tube auriculaire de ce cornet traverse ainsi la feuille d'argent et doit être convenablement prolongé pour s'engager jusqu'à une certaine profondeur dans le conduit. L'engagement mutuel des éminences et des anfractuosités correspondantes, déterminera donc entre elles une adhérence qui fixera l'oreille acoustique avec assez de solidité, pour qu'on n'ait pas à craindre de la voir déplacée par des mouvements qui n'agiraient pas sur elle directement. »

Le Cat a eu l'idée de fabriquer un cornet acoustique ayant la forme d'une conque à l'instar des oreilles des animaux, et coiffant l'oreille dans sa cavité ; cet instrument est mince en haut pour pouvoir être couvert par les cheveux, large en bas pour mieux recueillir le son. A chacune de ses faces est une ouverture, permettant de les réunir par un ruban passant en haut de chacune d'elles et s'ajustant sur le sommet de la tête. De cette manière les sons arrivent au sourd et par le conduit auditif et par les vibrations des os du crâne, car c'est par ce double chemin que normalement les sons sont perçus par nous.

Itard a composé un autre appareil formé de deux calottes métalliques réunies par leurs bords et écartées par leurs faces correspondantes. L'une s'applique exactement sur la voûte du crâne et la touche dans tous les points : l'autre, beaucoup plus saillante, et plus concave que la première, s'en trouve écartée très fortement vers son centre. La cavité qui résulte de cet écartement présente du côté du front, une couverture ovale, garnie d'un pavillon demi-circulaire et du côté des tempes un conduit qui va gagner le méat auditif.

Cet appareil qu'Itard a modifié plus tard, en y suspendant de chaque côté son cornet, peut rester à demeure et être déguisé par la coiffure chez les femmes.

Passons maintenant à une seconde classe de cornets acoustiques, ceux que les sourds tiennent à la main et dont nous avons dit quelques mots plus haut, après avoir fait la description du tube acoustique droit. Ce cornet dit *en trompette*, est tantot brisé, tantôt en forme de parabole fonctionnant d'autant mieux que les corps sonores sont plus éloignés. Citons encore les cornets cylindriques de Boutet et de Lafaye. Les fabricants Anglais ont vulgarisé dans leur pays l'emploi de cornets en forme de verre très évasé par en haut au milieu duquel s'ajuste une tige conique terminée en haut par le petit ajutage de l'oreille.

On a modifié leur forme, les uns sont en forme de lunettes, ou de longues vues, les autres en forme de coquillages ou d'amphores. Itard a disposé, dans l'intérieur, des membranes de baudruche pour rendre les sons moins confus.

Citons encore le cornet acoustique de Kœnig, qui est en même temps un sthétoscope ; il est composé d'un tube élastique terminé à une de ses extrémités par un bout d'ivoire à introduire dans l'oreille et à l'autre par une capsule en porcelaine munie à l'intérieur d'une membrane. Cet appareil très simple est fort sensible.

Mentionnons encore les cornets dont une extrémité est placée dans l'oreille et dont l'autre bout est tenu par l'interlocuteur. On compte dans cette classe le cornet de Dunker, sorte de tube qui rend de grands services quand on veut parler à proximité d'une personne sourde ; il se compose du tuyau classique en cuir entouré de fil de fer, d'une longueur de 70 à 80 centimètres. Les deux extrémités sont en corne, l'une, la petite, s'introduit dans l'oreille, la grande a la forme d'un entonnoir qui sert de récepteur. Nous parlerons tout à l'heure de l'Audigène Verrier basé sur le même principe.

Le Dr Constantin Paul a doublé cet appareil ; chaque oreille, reçoit une des extrémités, mais le bruit est trop grand et la résonnance trop forte, le son ne se détache pas distinctement.

Pour rendre plus facile la conversation d'un sourd avec trois ou quatre personnes et pour élever plus facilement des enfants sourds, MM. Ladreit de la Charrière et Gellé ont construit des appareils à branches multiples permettant de parler à plusieurs personnes à la fois.

C. Audiphones. — Si nous en croyions ses prospectus, l'*Audigène Verrier* est le premier de tous ces instruments. Il est composé d'un long tube de caoutchouc enveloppé de soie pour amortir les sons, terminé par un tube en corne dont on met dans l'oreille l'extrémité garnie de caoutchouc, l'autre extrémité du tube se termine par une capsule ovale en porcelaine. Je reproduis à cet égard le prospectus accompagnant cet instrument.

« Les sourds ont à leur disposition un acoustique donnant la voix bien nette, bien timbrée, sans résonnance métallique, ni mélange, ni bruits confus, ne fatiguant ni l'oreille, ni le cerveau et permettant au sourd, une conversation d'affaires ou autre, pendant plusieurs heures sans plus de gêne qu'en éprouverait quelqu'un qui entendrait bien. Les moindres parties de l'appareil sont étudiées et disposées dans ce but. Sans doute, ces exigences ont influé sur la forme et les dimensions, faisant sacrifier l'élégance à l'utilité : elles rendent également la fabrication minutieuse, longue et coûteuse, mais pourrait-on s'en plaindre dès que la supériorité de l'Audigène en dépend ? »

« Les sourds qui ne demandent au cornet que le service d'entendre mieux, n'ont qu'à réclamer de leurs interlocuteurs une voix modérée, appropriée à leur degré d'audition, autant que possible bien égale et sans précipitation. Les cris doivent être soigneusement évités, ils incommoderaient l'oreille sans la mieux faire entendre. Le sourd introduit dans son oreille un bout de caoutchouc, en tenant avec la main, par l'anneau de métal, la partie rigide du tube, de manière à éviter les cassures et les angles ; il présente le pavillon à la personne qui lui parle en la priant de s'en approcher assez pour se faire clairement entendre. »

« Non seulement, dit l'inventeur, l'*Audigène* facilite la conversation au sourd ; mais il est, en plus, curatif de la surdité et c'est le deuxième but que l'inventeur s'est proposé. Mais, pour produire ce résultat inespéré jusqu'à ce jour, il est évident que l'Audigène, bien que d'une perfection incontestable comparativement aux autres acoustiques (dit toujours le prospectus), n'agit pas sans travail et comme par miracle ; il demande soins, patience et réflexion chez le sourd et exige des efforts, de l'intelligence et de la persévérance de la part du professeur. »

« Pour l'employer avec fruit, l'interlocuteur applique le pavillon contre la bouche en posant le haut au-dessus de la lèvre supérieure et en tenant le bas écarté de trois ou quatre centimètres du menton. S'il s'agit d'une surdité absolue, l'instrument devra, s'appuyer sur la joue et le menton afin qu'il n'y ait pas de déperdition du son.

« Si, au contraire, l'oreille est encore sensible, on n'appuiera le pavillon que d'un côté, en l'écartant de la joue de l'autre coté.

Enfin, à mesure qu'on obtient l'amélioration de l'audition, il faudra écarter le pavillon des lèvres et diminuer peu à peu le volume de la voix. Jusqu'à présent, je dois le dire, l'Audiphone Verrier n'a rapporté aucune satisfaction qu'à son inventeur qui le fait payer fort cher.

D. Nous arrivons enfin à une sorte d'appareils qui ne sont ni des tubes, ni des cornets acoustiques, creux, mais en général des instruments pleins, et d'invention récente.

On a pensé, par exemple, que l'extrémité d'une tige de bois placée entre les dents de l'interlocuteur pendant que l'autre bout est entre les dents du sourd, transmettrait à ce dernier les sons articulés et c'est en effet la méthode qu'employait l'infortuné Beethoven. « Devenu complètement sourd, nous dit le Dr Rattel, il se servait dans ses dernières années, d'une baguette de bois pour entendre son piano quand il composait — l'une des extrémités était placée dans la boîte de l'instrument et l'autre, tenue par l'artiste entre ses dents.

« C'est sur la transmission des ondes sonores par les os du crâne que les médecins auristes américains se sont basés pour construire *le Dentaphone* (1). Il consiste en une boîte en tout semblable à une boîte à cigares dont la paroi interne a été enlevée et dont la paroi postérieure a été remplacée par un morceau de vessie de porc. Au centre de cette membrane tendue, est fixée une tige de fer ou d'acier dont l'autre extrémité s'élargit en forme de plaquette.

« La personne sourde tient cette plaquette entre les dents. Les ondes sonores se transmettent par la membrane et par la tige aux dents du malade, et de là aux nerfs auditifs par l'intermédiaire des os du crâne.

« Les Japonais ont modifié le dentaphone d'une manière très pratique. Ils ont supprimé la boîte et

____

(1) Dr RATTEL, ouv. cité, p. 77.

l'ont remplacée par un éventail à la partie inférieure duquel s'attache la tige de fer. Celle-ci est disposée d'une manière si ingénieuse qu'on ne la voit presque pas lorsque le malade la tient entre ses dents, le visage à moitié caché par l'éventail. On comprend que lorsqu'on parle contre l'éventail, les ondes sonores se transmettent aux dents et de là, à l'oreille malade.

« *L'Audiphone* est basé également sur la transmission des ondes sonores par les os du crâne. Il se compose d'un écran flexible en caoutchouc durci, (Audiphone de Rhode de Chicago) ou en carton de feuilles d'ortie, (Colladon de Genève) qu'on peut tendre en forme d'arc, au moyen de quelques cordelettes. Une fois tendu, on applique le bord supérieur de l'écran contre les dents de la mâchoire supérieure. Alors, les ondes sonores viennent frapper l'écran et de là, sont transmises comme précédemment au labyrinthe.

« Voici à l'égard de l'Audiphone l'opinion de M. Hugentabler.

1° L'Audiphone recueille les ordres sonores et les transmet, soit modifiées, soit dans toute leur pureté, aux dents et de là aux os du crâne et du cerveau — il peut donc pour certaines personnes frappées de surdité, remplacer le cornet acoustique ordinaire.

2° Il existe une proportion constante et graduelle entre la sensibilité du nerf acoustique et les résultats obtenus avec l'audiphone et cela pour tous les instruments, aussi bien que pour le chant et la parole.

3° L'Audiphone actuel ne peut rendre de services bien réels aux véritables sourds muets, ses ondulations n'étant pas assez fortes pour arriver distinctement comme sons, jusqu'aux centres nerveux.

4° Eprouver une sensation, un tressaillement vague dans les dents, se transmettant du crâne aux centres nerveux et entendre étant deux choses bien différentes, il est douteux que l'audiphone fasse entendre aux sourds-muets la musique ou la conversation.

« Loewe (1) a fait construire deux appareils dans lesquels le même principe est un peu modifié. Il fait mouler très exactement les parties extérieures de l'oreille. Cette pièce qui tient très solidement dans le conduit auditif est percée d'un trou au centre. On y adapte une plaque ou écran en papier de la grandeur d'une assiette. Celle-ci est aussi percée à son centre et s'adapte parallèlement à la joue. Lorsqu'on parle contre ce disque, les ondes sonores se transmettent au conduit auditif externe et de là, par les os de la tête, au labyrinthe. S'il existe encore quelques vestiges du tympan, ils contribuent aussi à l'amélioration de l'ouïe. »

Je doute qu'on trouve beaucoup de malades désireux de s'affubler de semblable paravent.

Loewe s'est servi du *Phonographe* pour un autre de ses appareils. On sait que le phonographe se compose d'un cornet dont l'ouverture inférieure est

____

(1) Dr RATTEL — *opere citato*. P. 77.

fermée par une membrane vibrante ayant à son centre une pointe d'acier. Le phonographe est appliqué au milieu du front et est mis en même temps en rapport avec le tragus (1) par un système approprié de vis. Quand la voix ou le son frappe le phonographe, elle fait vibrer la pointe qui transmet aux os du crâne les vibrations, et les communique à la membrane sur laquelle on parle.

Ladreit de la Charrière, Bell, Jacobson, Gellé se sont occupés d'appliquer le téléphone et le microphone au soulagement des sourds : nous en reparlerons plus loin. D'autres cherchent encore, espérons qu'on trouvera d'ici quelques années les moyens d'améliorer cette classe si nombreuse de malheureux !

Paladino de Naples a recommandé sous le nom de « Tonifer » un conducteur sonore en forme de baguette servant à la transmission de la voix et à reconnaître certaines maladies de l'oreille. La tige en bois qui le constitue est terminée à une de ses extrémités par un croissant métallique qu'on applique sur le larynx et à l'autre par un petit disque que le sourd place entre ses dents. Quand l'interlocuteur parle, sa voix se transmet assez bien à l'oreille par l'intermédiaire des dents.

Nous sommes loin d'avoir épuisé la liste et la description de tous les instruments acoustiques : chaque jour il s'en invente de nouveau, mais en

____

(1) Le tragus est le vestibule de l'oreille précédant le trou auditif.

en existe-t-il un seul susceptible de s'appliquer à la généralité des cas ? Non, et il appartient au médecin d'en essayer plusieurs sur son malade, pour faire le meilleur choix possible après avoir déterminé autant que possible la cause de la surdité.

Il est malheureusement très vrai aujourd'hui ce principe considéré il y a trente ans comme paradoxal, que nombre de sourds devenus tels après avoir longtemps entendu très clair, sont plus difficiles à guérir que beaucoup de sourds-muets regardés jadis comme incurables.

Il est rare que les deux oreilles soient dures à un même degré. Par conséquent, il est bon et il est même nécessaire de s'assurer, au début du traitement d'un sourd, quelle est l'oreille la plus paresseuse et ce sera sur celle-là surtout qu'on devra diriger ses efforts. Voici du reste quelques préceptes donnés à propos de l'audigène Verrier que nous reproduisons comme étant utile à tous ceux qui ont recours aux instruments acoutisques.

Quand on s'en sert pour traiter un sourd avec eux, il faut encore chercher le degré de voix qui est entendu par le sourd, sans que le ton le blesse ou l'agace. Avec l'instrument, il arrive même que la voix ordinaire est comprise.

Quand l'oreille est dure, la voix grave est celle qui est le mieux perçue. — si elle l'est moins, la voix **ordinaire est comprise** — pour se faire **entendre** des gens très sourds, on doit employer une voix **aiguë, c'est la plus pénétrante.** Chaque jour, il faut donner cinq ou six leçons de cinq à dix minutes, bien articuler, bien scander les mots et choisir le plus courts, les monosyllabiques tout d'abord — peu à peu, on articule des mots plus longs — puis une phrase courte mais lentement émise. De temps en temps aussi, on abaisse la voix pour s'assurer qu'on gagne aussi du terrain de ce côté-là. C'est par des efforts répétés, et avec une grande persévérance qu'on arrive ainsi à gagner de semaine en semaine, du terrain et à triompher de ce mal d'apparence si rebelle. Il ne faut donc pas abandonner les sourds à eux-mêmes et cesser de leur parler, sous prétexte qu'ils n'entendent point en se pénétrant de cet axiome otologique : « *Les sourds ne restent sourds que parce qu'on ne s'en occupe pas* et parce qu'eux-mêmes, ennuyés de faire répéter ce qu'on leur dit, s'isolent de toute conversation. »

CHAPITRE IX

DE LA SURDI-MUTITÉ

Le sourd-muet est un malheureux paria de la société. Une foule de professions et de portes qui sont ouvertes aux aveugles parce qu'ils se font comprendre, lui sont fermées. Il est donc fort à plaindre et méritait qu'on s'occupât de lui, et cependant ce n'est qu'en 1778, que l'abbé de l'Epée, un des bienfaiteurs de l'humanité, établit à Paris une institution de sourds-muets, en cherchant à leur apprendre le langage des signes et des gestes. — A peu près en même temps, Heindeke fondait également une école de ce genre à Leipzig, mais en enseignant à ses élèves le langage articulé ; malgré notre amour-propre national, nous devons reconnaître que cette dernière méthode est infiniment supérieure à l'autre et qu'elle a détrôné généralement la première.

On a cherché à calculer la proportion des sourds-muets relativement aux habitants de chaque pays, que la surdi-mutité soit congénitale ou acquise et on est arrivé à une proportion de 23.000 pour la France. En réalité, cette proportion est au dessous de la vérité — elle varie du reste suivant les pays. — Les contrées montagneuses sont celles où elle est le plus élevée. Ainsi dans le canton de Lucerne on a compté jusqu'à 436 sourds-muets pour 100.000 habitants — cela tient à la mauvaise qualité des eaux, à la pauvreté, aux logements défectueux, à la quantité d'idiots et de crétins qui, vivent et peut-être aussi à la fréquence des mariages consanguins. En Hollande, pays de plaine, on a peine à observer 34 sourds-muets sur 100.000 habitants. Chez les nègres d'Afrique on observe aussi beaucoup de sourds-muets. — La race juive est bien plus affectée de cette maladie que les protestants et ces derniers bien plus que les catholiques. On explique cette fréquence chez les Israélites par la fréquence chez eux des mariages entre parents.

On peut diviser les sourds-muets en deux grandes classes, ceux qui le sont de naissance *(surdité congénitale)* ou ceux qui le sont devenus depuis, à la suite de circonstances diverses *(surdité acquise)*.

La première est beaucoup plus grave que la seconde, parce qu'elle s'accompagne le plus souvent de lésions anatomiques profondes, et elle est, par conséquent, plus difficile à guérir. Chez eux, en effet, la faculté auditive, c'est-à-dire la possibilité de percevoir un bruit, un coup de fusil par exemple, est abolie, tandis que le second genre de sourds entend jusqu'à un certain point un bruit éclatant, un cri très fort, une trompette, certaines voyelles, la voix retentissante d'un animal. Tout n'est donc pas encore perdu chez eux ; il s'agit de ressusciter, en la stimulant, une perception, une faculté qui n'est pas éteinte ; quand on constate chez quelques-uns d'entre eux l'audition, la résonnance de leur propre voix, on doit avoir bon espoir de les faire arriver à mieux.

C'est Itard qui, le premier, conçut cette espérance, coordonna les lois de cette méthode et l'enseigna. Invité en 1802, par l'abbé Sicard à assister à des expériences d'acoustique faites sur les élèves de l'abbé, il remarqua que quelques-uns de ceux qui avaient suivi ces expériences étaient devenus plus aptes à percevoir un son jadis inappréciable pour eux et aussitôt, il soumit des sourds-muets à une série d'exercices dits préparatoires. Il fit résonner à leurs oreilles des trombones, un cor, une flûte, une cloche, et après s'être assuré que le son en était perçu, il employait un cornet acoustique pour leur faire distinguer leur propre voix.

Toynbée, auriste anglais, a particulièrement insisté sur la possibilité de réveiller et d'exciter peu à peu et de plus en plus la sensibilité auditive chez les sourds, et il a démontré, par des expériences patientes, que même chez les sourds-muets, « s'il existe un degré d'ouïe capable de permettre au malade d'entendre les voyelles assez distinctement pour qu'il puisse les distinguer et les répéter, on est en droit de compter sur une amélioration considérable de l'exercice de l'oreille. »

Voici deux observations de Toynbée relatées dans l'excellente brochure du docteur Rattel (*Des Cornets acoustiques*) bien faites pour encourager ceux qui vivent à côté d'un sourd-muet ; et elles sont en

même temps un modèle pour ce long enseignement.

« OBSERVATION I. — Miss. L. L..., vingt-trois ans,
me consulta au commencement de l'année 1875.

Historique. — Depuis son enfance, elle ne pouvait
entendre que certains bruits intenses, et elle était
complètement sourde. Pour toute conversation, elle
parvenait à comprendre ce qu'on lui disait en observant les mouvements des lèvres, et les sons qu'elle
articulait paraissaient être le résultat de ses efforts
pour imiter les mouvements qu'elle voyait.

« L'examen m'ayant fait constater qu'elle entendait la voix lorsqu'on lui parlait dans les oreilles, je
recommandai l'emploi d'une contre irritation et
l'usage d'un cornet acoustique. Au début, elle ne
pouvait entendre plus de trois à cinq minutes à la
fois ; quinze jours après, on constatait une amélioration évidente de la faculté auditive, et elle commençait à éprouver une sensation pénible dans les
oreilles lorsqu'on lui parlait trop fort.

« Pour employer les expressions de sa sœur (qui se
dévouait à la pauvre malade comme une sœur ou
une mère seule saurait le faire), pendant la troisième semaine, l'amélioration devint merveilleuse.
Les progrès de l'ouïe étaient sensibles d'une manière
générale plutôt qu'avec le tube. Tout lui semblait
plus fort sans être plus distinct. Les bruits de la rue
lui étaient alors tout à fait désagréables ; elle trouvait cela épouvantable, et cependant, lorsque nous
arrivâmes à Londres, elle n'en avait point « conscience ». Elle me quitta au bout d'un mois de trai-

tement ; je conseillai de lui parler chaque jour, mais seulement par monosyllabes, qu'elle devait se répéter à elle-même. On passa ensuite à des phrases très simples qu'elle entendait et comprenait lorsqu'on lui parlait avec le tube, suivant la manière ordinaire de converser ; elle répondait en se parlant à elle-même à travers le tube de manière à pouvoir entendre sa propre voix et la moduler. Sa sœur m'écrit : — En octobre 1858, elle passa trois semaines à X... — où elle rencontra des personnes qui l'avaient vue justement à l'époque où elle alla vous consulter ; ces personnes disent qu'elles n'auraient jamais cru possible de voir son ouïe et son articulation s'améliorer à ce point : son esprit s'est aussi développé en proportion. Ces trois semaines d'absence furent pour elle autant de congés (c'est-à-dire qu'elle ne se servit aucunement du tube) ; lorsqu'elle revint à la maison, l'ouïe n'avait pas rétrogradé d'une manière générale ; cependant elle n'entendait plus aussi bien qu'avec son tube. Depuis son retour, les progrès avec le tube ont été rapides. Dernièrement, — cela était écrit le 2 février, — « pendant quelques semaines, j'ai parlé avec l'instrument une heure par jour en trois ou quatre séances. Deux ou trois fois, cet exercice l'amusant beaucoup, elle supporta l'emploi du tube pendant une demi-heure de suite, sans fatigue, et elle eût pu le supporter plus longtemps.

« Lors même qu'elle éprouvait de la difficulté à me comprendre, je ne lui ai jamais laissé une seule fois voir le mouvement de mes lèvres pendant que je lui parlais avec l'instrument. Nous épelions les mots qu'elle ne parvenait pas à prononcer, et elle n'a jamais manqué une seule fois d'y réussir uniquement à l'aide de l'oreille. Une après-midi, il lui était impossible de comprendre un seul mot de phrases qu'elle avait parfaitement saisies le matin.

« Peu à peu cependant elle articula un mot par ci par là ; et, au bout de peu de minutes, elle entendait tout ce que je lui disais. Avant l'emploi du tube, elle restait absorbée jusqu'à une minute ou environ pour écrire une lettre.

« Plusieurs fois maintenant, j'ai remarqué qu'elle entendait plus facilement à la fin de notre entretien qu'au commencement. Du côté où elle entend le mieux, je suis obligée de lui parler sur un ton aigu, sans être fort.

« L'oreille gauche demande une voix plus grave et plus forte. Il faut y mettre beaucoup de netteté et de lenteur ; le son monotone est ce qui convient le mieux. Les consonnes finales doivent être prononcées avec force. Elle dit qu'elle les entend maintenant, ce qu'elle n'avait jamais fait jusqu'ici. Elle a conscience de la différence dans le jeu de diverses personnes sur le piano, et peut souvent comprendre beaucoup ce que l'on dit sans voir la bouche. Il y a peu de jours, elle s'est écriée : « Vous parlez français. »

Elle a commencé à lire une demi-heure par jour ; tâche laborieuse, bien que le livre fût écrit pour un enfant. A mesure que l'ouïe s'améliorait, l'articulation et l'intelligence augmentaient, et souvent, dans ces derniers temps, je me suis émerveillée du changement. Nous portâmes le temps de la lecture à une heure, ma sœur répétant sans cesse : « Il me semble que quelque chose m'entre dans l'esprit, » et s'extasiant toujours de pouvoir comprendre ce qu'elle n'avait jamais compris jusque-là. Elle était alors tout à fait à même de distinguer ma manière de prononcer de la sienne, et nous ne nous servions jamais du tube pendant la lecture, parce que j'avais reconnu que l'emploi de cet instrument détournait sa pensée du livre. Parfois, lorsqu'il se présentait un mot très difficile, elle le prononçait, puis recourait au tube pour se convaincre elle-même de l'exactitude de sa prononciation. De nombreuses personnes ont remarqué les progrès de ma sœur. Une dame qui l'avait vue pour la première fois, au commencement d'août dernier, resta sans la revoir jusqu'au mois d'octobre ; elle m'exprima son étonnement en ces termes : « En août, il m'était impossible de comprendre un mot de ce que disait votre sœur ; aujourd'hui je comprends tout ce qu'elle dit. » Lorsque je commençai à suivre votre système, il me fallait prier ma sœur de me faire le plaisir de lui parler de temps en temps ; cela l'ennuyait, et alors elle n'entendait pas aussi bien ; maintenant les choses sont complètement changées. C'est elle qui bien souvent demande de recourir au tube, et elle désire que vous soyez informé de ce que nous avons fait pour elle.

« Un autre cas, fort semblable à celui-là, s'est encore offert à moi dans ces derniers temps.

OBSERVATION II. — Une jeune lady de vingt à trente ans, comme celle de l'observation précédente, n'avait jamais entendu de sons de manière à la mettre en état de parler ou de lire avec un certain degré de netteté. Je la soumis à un traitement semblable à celui que l'on mit en œuvre dans le cas ci-dessus, et le résultat fut aussi satisfaisant. Au bout de quatre mois environ, voici ce que m'écrivait la sœur de la malade : « Je crois qu'elle (la malade) est en voie d'amélioration ; beaucoup de nos amis sont du même avis. » Dans une autre lettre, la même sœur me dit : « Il me semble que les progrès se poursuivent graduellement, bien qu'avec lenteur, ce qui est peut-être le mieux et le plus sûr. » La malade m'écrit elle-même : « Je ne saurais vous dire l'étendue de mes progrès dans l'acte de l'audition, de la lecture et de la parole ; mais actuellement je lis beaucoup mieux ; je distingue parfaitement les nombres à l'aide du tube. J'entends toujours très bien ; G's et tante F, pendant mon séjour chez eux, disent que ma parole s'est beaucoup améliorée, qu'ils me comprennent très bien ; j'en suis très heureuse. »

En réalité, c'est Bonnafont qui le premier en démontrant la vérité de cet aphorisme « On est muet parce qu'on est sourd », a ramené l'espérance dans tous les cœurs.

« Un champ nouveau (1) était ouvert aux recher-

(1) *Surdi-mutité*, par ASTIER et ASCHKINASI, *Bulletin de la clinique de l'hospice international.*

ches ; on ne s'inclina plus devant un état qu'on considérait comme immuable, comme un trouble irrémédiable. Hippocrate et ses successeurs admettaient que l'homme était placé au sommet de l'échelle zoologique, grâce à une propriété psychique qui manque aux animaux : le langage articulé. Et tous voyaient dans la mutité une anomalie, un trouble, la suppression simple de cette propriété primordiale. Ils n'avaient pas entrevu une relation entre le langage et l'organe de l'ouïe. Bonnafont et ses successeurs, en montrant que la mutité est amenée par la surdité, ont poussé les otologistes dans une voie nouvelle, et aujourd'hui, tous leurs efforts tendent à combattre les lésions de l'organe auditif pouvant aboutir à la surdité.

« L'influence de la surdité sur la mutité n'est pas absolue — ni la même à tous les âges de la vie. — Ainsi, d'après Politzer, un enfant sourd pendant les quatre premières années de la vie, reste muet. S'il le devient entre 4 et 7 ans, la faculté du langage est souvent abolie, excepté chez les enfants intelligents et désireux d'apprendre — au delà de 7 ans, le muet devient rarement sourd.

« D'après Bell, sur cent sourds-muets, il y en a un certain nombre de 20 à 21 qui sont absolument sourds, et pour ceux-là, la guérison est presque impossible — mais il faut remarquer que ce sont en général des crétins ou des idiots. — Quant aux autres, ils ne sont atteints que de *Surdité psychique* et sont curables parce qu'il n'y a pas de lésions matérielles du système nerveux. Le sourd-muet ne parle pas parce qu'il a oublié d'entendre, qu'il n'a pas appris et que, dégoûté d'écouter, il se désintéresse de ce qu'on dit autour de lui — *il ne prête plus l'oreille*, de sorte que sa faculté d'audition diminue et dépérit de jour en jour — d'abord il n'a plus distingué la parole articulée — un peu plus tard, il n'a plus distingué la voix — plus tard les sons lui ont échappé, puis les bruits, et enfin il en est arrivé à une surdité complète. Le centre percepteur de l'audition, dans le cerveau, est paralysé et ne perçoit plus rien. Voilà ce qu'on appelle la *surdité psychique*, qu'il ne faut pas confondre avec la *surdité hystérique*, qui est sous la dépendance d'un état maladif général bien reconnaissable, l'hystérie, lequel se caractérise en outre par ses alternatives brusques d'apparition et de disparation subites, entremêlées parfois d'une acuité maladive de l'ouïe telle que des sons aigus produisent des accès nerveux.

La *Surdité spychique* est connue depuis bien des années, mais le mot est nouveau et heureusement trouvé. « Lorsqu'un sourd entend pour la première fois une parole et peut la répéter (1), il ne la comprend pas — il est dans l'état d'une personne qui entend un mot étranger. Deux ans plus tard, Krügelstein fait observer que parmi les sourds-muets, il y en a un certain nombre qui sont atteints de « stupidité auditive », très heureuse expression qui qualifie admirablement l'état de perception auditive de ces malades. Bonnafont fait remarquer que les per-

____

(1) *Surdité psychique*, ASTIER et ASCHKINASI, p. 60.

sonnes sourdes, dont l'ouïe est subitement améliorée, doivent mettre un certain temps à apprendre à différencier, à comprendre ce qu'elles entendent : dans un cas, il a fallu quatre semaines d'efforts, d'études acoustiques.

« En 1894, le professeur Benedict, de Vienne, s'occupe tout particulièrement de cette question' et affirme avec autorité qu'un grand nombre de sourds-muets sont considérés tels parce qu'ils n'ont pas, ou ont perdu la capacité de perception du langage articulé, alors que leur organe auditif réagit presque normalement sous l'influence d'autres sons, comme les bruits, les sons inarticulés. Ces individus sont injustement considérés comme sourds. Ils sont dans la situation de quelqu'un entouré de Chinois, et qui serait considéré comme sourd parce qu'il ne comprend pas leur langue. »

Que faut-il faire pour remettre cette fonction éteinte de l'audition ? Il faut soumettre l'organe à des exercices acoustiques. MM. Astier et Aschkinasi citent à ce sujet, la courageuse détermination d'un ingénieur qui désolé de voir les meilleurs otologistes désespérés de lui rendre l'audition, se mit à étudier l'otologie.

« Désespéré, nous a-t-il avoué, j'ai abandonné tout traitement et j'ai eu recours à un moyen que je n'ai trouvé dans aucun livre : je me suis fait parler beaucoup, et, plus on me parle, mieux j'entends. Je tenais à conserver le peu d'audition qui me restait et je ne voulais pas désapprendre d'entendre. »

Notre ingénieur n'était pas éloigné de cette conception que nous qualifions actuellement de surdité psychique, et il appelait « massage acoustique » ce que nous nommons « exercices acoustiques ».

« L'idée d'exercices acoustiques remonte au commencement du siècle dernier. Déjà Itard avait remarqué, en 1802, que quelques sourds-muets peuvent percevoir des sons très élevés. Il entreprit des recherches à ce sujet, et, en 1805, le célèbre savant rend compte de ses expériences sur les sourds-muets. Il avait commencé ses exercices à l'aide d'une cloche, dont les tons avaient été progressivement renforcés dans le cours de ses expériences ; plus tard venaient divers sons musicaux, des sonneries rythmiques de tambours, ensuite les sons d'une flûte, plus tard encore les cinq voyelles et, en dernier lieu, les consonnes. Les expériences ne purent être menées à bout qu'avec trois sourds-muets, dont un est arrivé à pouvoir entendre certains mots, le second fit encore plus de progrès, quant au troisième qui, au commencement, avait notablement devancé ses deux camarades, il se montra plus tard paresseux et il y eut impossibilité de le soumettre à des exercices fatigants.

« Plus tard, Beck, en traitant la question thérapeutique de la surdité, se prononce partisan des exercices acoustiques en disant : « Les tons, par eux-mêmes, doivent servir de moyen de réanimer l'activité endormie du nerf auditif et réveiller son pouvoir auditif. »

Quels sont les cas qui doivent être soumis à ces exercices.

« Toutes les fois que la surdité ne peut être guérie par des moyens thérapeutiques connus, toutes les fois où l'on ne peut compter sur la réussite d'une intervention chirurgicale, il faut avoir recours aux exercices acoustiques méthodiques.

« Le vulgarisateur de cette doctrine, le Pr Urbantschitsch, a entrepris des exercices et obtenu des résultats remarquables dans le cas de surdité consécutive à la méningite cérébro-spinale, à la scarlatine, au typhus, à un violent traumatisme et dans deux cas de surdité survenue à la suite d'une frayeur.

« Tous ces cas eussent été autrefois jugés inguérissables, car les recherches anatomo-pathologiques avaient démontré de graves lésions. Cependant les résultats furent réellement surprenants.

« L'âge n'est pas une contre-indication à ces exercices acoustiques. Lorsqu'on observe de la surdité chez un enfant en bas-âge, il faut écarter avant tout les causes pathologiques pouvant entraîner consécutivement l'arrêt de la fonction auditive. Telles sont les végétations adénoïdes, telle est l'atrésie, c'est-à-dire le rétrécissement extrême du conduit auditif externe, telle est la malformation du pavillon, et tant d'autres causes, l'état général compris. Quand on a écarté toutes ces causes, si la fonction auditive ne se rétablit pas, il faut entreprendre les exercices acoustiques.

« Toutefois, ici, la question devient plus difficile, la tâche plus délicate, il faut, en quelque sorte, préparer l'enfant jusqu'à l'âge où on pourra le soumettre à des exercices méthodiques sérieux, mais plus fatigants. Il faudra constamment tenir le petit être auprès d'une source sonore, faire retentir à ses oreilles des sons musicaux, le chant compris. Il faut lui procurer des jouets et des images embrassant à peu près toutes les conceptions de la vie commune, et il faut que l'entourage, à voix haute et bien articulée, prononce à plusieurs reprises le mot qui représente l'objet, le jouet, de façon à ce qu'on provoque dans le petit cerveau simultanément, deux images concordantes : une image visuelle et une image auditive.

« La plus grande garantie du succès, aussi bien dans les préliminaires que dans les exercices ultérieurs, est dans l'élève lui-même et dans la persévérance, du côté de l'opérateur. D'une façon générale, il est rare de trouver des enfants sourds qui s'opposent à subir ces exercices, si fatigants qu'ils soient. Nous en avons observé un nombre considérable à l'Institut des sourds-muets de Dœbling, dans les environs de Vienne, et il faut voir avec quel zèle les enfants se prêtent à ces exercices ; il y a même une question de rivalité qui frappe l'observateur. L'enfant éprouve une joie, manifeste une surprise pouvant aller jusqu'au sentimentalisme, lorsqu'il entend et comprend le mot prononcé. Nous avons vu à l'Institut de Dœbling un jeune garçon d'une dizaine d'années qui eût, à l'âge de deux ans, la diphthérie et, comme suite, de la surdité et de la paralysie faciale unilatérale. Cet enfant avait fait des progrès prodigieux : on pouvait plus ou moins librement converser avec lui, et sa voix avait acquis un timbre musical, malgré la déviation de la langue. A l'entendre parler, il ne pouvait venir à la pensée de personne que ce fût un sourd-muet. Ce garçon, non seulement se prêtait avec la meilleure grâce aux exercices acoustiques, mais encore demandait à ses professeurs la permission d'assister aux leçons de ses malheureux camarades.

« Quant à l'opérateur, il a des difficultés énormes à vaincre. Il aura d'abord à lutter avec l'entourage qui, souvent, admet difficilement un traitement purement psychique, où n'entre ni médicament, ni appareil, où le médecin n'emploie aucun instrument. Nous avons actuellement dans le service une jeune fille à laquelle nous avons institué l'éducation auditive ; ce n'est qu'au bout de deux mois que la mère de la malade, étant à même de pouvoir apprécier le résultat de nos efforts, a cessé d'insister auprès de nous pour qu'on fît à sa fille une opération ou qu'on lui donnât quelque médicament. Avant d'entreprendre des exercices acoustiques, nous avons l'habitude de prévenir l'entourage, au moins le plus proche, de la durée souvent très longue de ce traitement, et de la patience énorme dont il faut s'armer. Nous prévenons également la famille d'un autre accident qui, malheureusement, arrive assez souvent, et qui peut décourager non seulement l'entourage, le malade, mais aussi le médecin. En effet, au cours des exercices, il arrive qu'une maladie accidentelle, un simple rhume, un malaise peuvent détruire tout le résultat obtenu antérieurement.

Mais disons de suite que c'est une perte temporaire : ce qui a été acquis par le malade est acquis pour toujours.

« L'opérateur aura encore à lutter avec la fatigue acoustique, envahissant plus ou moins vite le malade. Cette fatigue se manifeste par des phénomènes nerveux : inquiétude, irritabilité, insomnie, lourdeur de tête, incapacité de fixer l'attention sur quelque chose. Il faut surveiller le malade et cesser tout effort aussitôt, car toute insistance ne ferait qu'accentuer l'état de fatigue. Lorsqu'on voit que le malade commence à s'irriter, il suffit quelquefois d'une minute de repos pour pouvoir continuer la séance. On doit toujours avoir en vue les prédispositions émotives plus ou moins grandes auxquelles sont sujets certains malades, et les combattre par des mesures appropriées, mais jamais trop brusques. L'observation personnelle nous a démontré souvent que chaque fois qu'une personne étrangère assiste à la séance, le malade entend moins bien ; l'émotion en est la cause ; aussi avons-nous pour habitude de demander à plusieurs membres de la famille de se tenir près du malade pendant que nous lui faisons exécuter ses exercices.

« En dernier lieu, nous croyons nécessaire de signaler encore une difficulté, et celle-là n'est pas la moindre pour celui qui entreprend les exercices acoustiques méthodiques : c'est la fatigue physique. Nous avons assisté souvent le Pr Urbantschitsch aux séances d'exercices, et nous avons pu une fois, admirer avec quel calme, avec quel sang-froid, sans jamais changer de ton, il persista durant une demi-heure en insistant sur les mots : « sechs und zwanzig, » et il finit par triompher. La malade, qui commençait à désespérer. est arrivée, à sa plus grande satisfaction, à entendre distinctement ces mots.

«Nous n'avons pas l'habitude d'insister trop sur le même mot : lorsque le malade n'entend pas le mot, après que nous l'avons répété quatre ou cinq fois, nous passons à d'autres mots déjà appris par le malade afin d'exciter sa perception auditive, et nous revenons ensuite sur le mot qui n'a pas pu être entendu. Nous ne pouvons trop appuyer sur la nécessité absolue, pour l'opérateur, de garder un calme inaltérable, de ne jamais s'irriter. S'il n'a pas la plus grande patience, le malade s'émeut, s'affolle, et il devient impossible d'obtenir le moindre résultat. Pour épargner ses forces, surtout au début du traitement lorsqu'il s'agit d'une surdi-mutité, où il faut avant tout provoquer la perception sonore, le Pr Urbantschitsch a inventé un harmonica qui peut, en bien des cas, remplacer avantageusement la voix humaine. Avec l'harmonica d'Urbantschitsch, on peut obtenir les tons dans une échelle de 6 octaves (E^1 jusqu'à E^4), chaque ton séparément ou plusieurs combinés, Un manomètre spécial est destiné à indiquer à quelle pression atmosphérique on doit recourir pour obtenir le ton que l'on veut soumettre à l'organe auditif en expérience. Avec cet harmonica, on peut produire un son sous diverses pressions de 1/10.000ᵉ jusqu'à 1/60ᵉ de pression atmosphérique.

« Cet instrument a une très grande importance pratique et l'on aura recours à lui plus d'une fois lorsqu'on sera chargé de faire l'éducation auditive d'un sourd-muet.

« Comment doivent se faire les exercices acoustiques ?

« Pour exposer la méthode, nous choisirons pour type le cas le plus compliqué : un sourd-muet de naissance, doué d'une intelligence très médiocre, qui n'a reçu aucune instruction. Il est évident que, dans des circonstances pareilles, le premier effort doit tendre à éveiller une impression auditive dans le cerveau du sujet.

« Avant tout, disons dès à présent que les éducateurs des exercices acoustiques que nous appelons méthodiques, doivent poursuivre leur but avec la plus grande régularité, en cherchant à provoquer l'évolution successive des différents stades de la faculté auditive. De l'impression auditive, on passe à la perception du son, de là, à l'audition d'un mot, et enfin à celle des phrases.

« Il s'agit donc, dans notre cas choisi comme type, d'évoquer l'impression auditive. Supposons que les moyens dont nous disposons, c'est-à-dire notre voix ou l'harmonica ou tout autre instrument musical, ne suffisent pas, que faut-il faire ?

« En pareil cas, selon les instructions du Pr Urbantschitsch, nous préparons le sujet en expérience de façon à ce qu'il sache d'avance quel son on va prononcer à son oreille.

« On fait comprendre au sourd-muet, par les mouvements des lèvres, deux voyelles *a* et *o*, par exemple, et, en même temps, on lui fait comprendre qu'on lui indiquera l'index, chaque fois qu'on prononcera *a*, le médius quand on prononcera *o*. Ceci étant établi, on prononce ces voyelles à l'oreille malade, ayant en même temps recours aux signes digitaux. Plusieurs observations personnelles nous permettent d'affirmer que, par ce moyen, on arrive presque toujours rapidement à faire percevoir l'un ou l'autre de ces sons.

« Bientôt, on n'a plus recours aux doigts, et, pour nous convaincre que la perception est juste, nous employons la simple manœuvre suivante : on montre le médius alors qu'on prononce *a* et il faut que le sujet émette le son *a* et non pas *o*.

« Il existe un autre moyen de provoquer l'impression auditive : nous voulons parler du son binotique. L'expérience démontre que lorsqu'on applique à l'oreille un diapason, dont les branches sont mises en vibration et dont le nombre des vibrations est déterminé, on obtient un son. Si on applique en même temps à l'oreille, du côté opposé, un autre diapason, donnant un nombre de vibrations moindre que le précédent, le premier son est entendu plus distinctement et avec plus de force. Une fois l'impression auditive éveillée, on arrive à la seconde étape des exercices, c'est-à-dire qu'il faut faire l'éducation du sujet, au point de vue des sons ; mais les consonnes sont bien plus difficilement perçues que les voyelles, et l'expérience nous a démontré qu'il faut ne pas trop insister sur telle ou telle consonne et passer rapidement à l'éducation auditive des mots ; par l'exclusion d'un son, en le remplaçant par un autre, on arrive plus aisément au but poursuivi. Comme exemple, citons le cas d'une fille que nous avons eue à exercer ; en lui apprenant les mots « peinture » et « teinture » elle est arrivée à distinguer p et t ; les mots « suisse » et « suite » ont servi à lui faire apprécier la différence entre s et t ; les mots « suite » « fuite » et « chute » lui ont donné une idée exacte de la différence qui existe entre les sons s, f, et ch.

Le Pr Urbantschitsch emploie, dans des conditions pareilles, toute une série de mots qui sonnent identiquement, comme, par exemple : Wand, Sand, Land, Fand, Hand, Pfand. Dans un cas relativement récent, nous avons obtenu de très bons résultats par l'exercice des mots : peinture, teinture, sculpture, suture, couture, figure.

Pour l'éducation auditive des mots, on rencontre plus de difficultés et il faut déployer plus de patience que pour l'éducation des sons. Nous tenons à remarquer qu'il ne faut jamais se servir d'un instrument quelconque, un cornet acoustique par exemple, qui défigure tous les sons. Urbantschitsch a recours à une manœuvre manuelle : il replie ses deux mains en forme d'entonnoir et applique l'ouverture rétrécie à l'oreille malade ; c'est ce qu'il appelle se servir du cornet acoustique musculaire.

« Avec les malades qui savent lire, nous employons un autre moyen : nous leur écrivons le mot qu'ils n'entendent pas et nous le leur prononçons à l'oreille ; le malade nous dit si oui, ou non, il entend distinctement le mot voulu. Après quelques séances, comme mesure de contrôle, nous écrivons un mot et nous en prononçons un autre, déjà appris, et le malade répète ce qu'il entend.

« L'opérateur doit employer la voix chuchotée, aussi bien que la voix haute ; quelquefois il obtiendra par l'une ce qu'il ne peut obtenir par l'autre. Ainsi, Urbantschitsch cite un cas où la perception auditive ne put être éveillée que lorsqu'on eut diminué la force du son. Il s'agissait d'un homme atteint de surdité acquise, qualifiée complète, et qui, même après plusieurs semaines d'exercices, n'arrivait pas à entendre et à distinguer *e* et *i*. Un jour, les mêmes voyelles avaient été prononcées à haute voix et infructueusement, comme d'habitude. A un moment donné, elles sont prononcées à voix murmurée et le malade les entend distinctement pour la première fois. Dès lors, il entend également ces voyelles lorsqu'elles sont prononcées à haute voix.

« Nous avons indiqué plus haut, qu'en dernier lieu, vient l'éducation auditive pour les phrases. Nous savons que la combinaison des sons forme un mot, et la combinaison de ceux-ci une phrase. Or, il arrive que le malade n'entende pas une phrase dont il peut entendre chaque mot séparément. Le centre percepteur n'est pas encore capable d'éveiller, dans ce qu'on est convenu d'appeler « l'intelligence », une idée complète ou, pour mieux dire, un tableau entier, sous l'influence d'une certaine combinaison

de mots formant une phrase. C'est là le signe caractéristique de la surdité psychique ! Il nous est arrivé
d'observer des malades qui entendaient parfaitement
chaque mot d'une phrase donnée, se rendaient bien
compte de la signification de chaque mot pris séparément, mais, liés entre eux, combinés en une seule
phrase, ces mots n'éveillaient plus aucune idée
pour eux. C'est cette éducation de la combinaison qui
leur manque et que nous devons leur donner par
des exercices.

« Combien de temps devront durer les exercices
acoustiques ? Il est absolument impossible d'y assi-
gner une limite. Du reste, au point de vue physiologique, il faut admettre que les exercices acoustiques ne doivent jamais prendre fin. Chacun de nous
est soumis constamment à des exercices acoustiques,
par les paroles qu'on nous adresse, par notre propre
parler, c'est-à-dire par tout ce qui constitue la conversation et aussi par le bruit extérieur, jusqu'au
roulement des voitures qui vient frapper notre
oreille.

« Toutefois, les exercices acoustiques méthodiques,
que nous considérons comme un moyen thérapeutique, doivent être poursuivis jusqu'à ce que le malade entende et comprenne bien ses propres paroles.
Il peut alors être abandonné par le médecin, mais
il est néanmoins nécessaire que le malade continue
à s'exercer lui-même par la lecture à haute voix,
des conversations de tous les instants avec les personnes de son entourage.

« Les sourd-muets sont les premiers à tirer le plus

grand profit des exercices acoustiques ; avec l'ouïe, ils acquièrent avant tout la voix musicale, la voix de tout le monde, dirons-nous. Ce seul résultat est tellement encourageant que tous les instituts de sourds-muets devraient adopter ce mode d'éducation. En effet, tout ce pauvre monde, qui constitue la population des instituts, sera forcé tôt ou tard de gagner son existence par le travail, de demander son gagne-pain à la société. Et, bien que cela soit triste à dire, il est certain que celle-ci prêtera une oreille plus charitable à celui qui s'adressera à elle avec une voix sonore et musicale, qu'à celui qui n'aura à son service que le langage incolore et monocorde des sourds-muets.

« Jadis les sourds-muets, en quittant l'école, allaient chercher de l'ouvrage dans les villages, à la campagne ; le séjour dans les grands centres leur était impossible, dangereux, risquant d'être victimes du grand mouvement des villes. Depuis qu'on emploie les exercices acoustiques, ces pauvres travailleurs peuvent se risquer à chercher l'application de leur main-d'œuvre dans les grands centres ; l'école de Dœbling compte déjà un certain nombre de ses enfants comme ouvriers travaillant à Vienne. Et cependant combien est insuffisante l'application de la doctrine d'Urbantschitsch à cet institut !

« Les professeurs ne doivent, en effet, s'en occuper que pendant les heures de récréation, afin de ne pas empiéter sur le temps de l'enseignement officiel. Il est évident que dans des conditions pareilles, la bonne volonté du directeur et de ses collaborateurs reste impuissante devant la force des choses ; les exercices sont faits d'une façon incomplète ; l'élève, au lieu d'y être soumis tous les jours et durant au moins un quart d'heure, n'est exercé qu'une, tout au plus deux fois par semaine et pendant un temps insuffisant. Néanmoins, les résultats obtenus sont réellement surprenants.

Traces d'audition chez.	32 élèves
Audition pour les sons chez.	22 —
Audition pour les mots chez.	6 —
Audition pour les phrases chez.	0 —
	60

Après six mois d'exercices, le même nombre d'élèves était ainsi réparti :

Traces d'audition chez.	11 élèves
Audition pour les sons chez.	21 —
Audition pour les mots chez	16 —
Audition pour les phrases chez. . . .	12 —
	60

«Le Pr Urbantschitsch suivait jour par jour l'évolution progressive de l'ouïe de ces élèves ; au bout de six mois, il constata les résultats donnés par ces derniers chiffres, c'est-à-dire que, parmi ceux qui, avant les exercices, ne présentaient, au nombre de 32, que des traces d'audition, n'étaient plus que 11 : 21 avaient passé à la seconde catégorie, c'est-à-dire entendaient les sons.

« Sur les 22 élèves qui, avant les exercices faisaient

partie de la seconde catégorie, 16 ont passé à la troisième, et les 6 autres ainsi que les 6 élèves qui entendaient déjà des mots avant les exercices, ont passé dans la dernière catégorie, c'est-à-dire, étaient capables d'entendre et de comprendre des phrases.

« Dans le courant de l'année, le nombre d'élèves qui suivaient les exercices acoustiques avait augmenté, et la liste ci-dessous, dressée à la fin de l'année, est non seulement curieuse, mais très instructive et surtout encourageante.

1° De ceux qui ont été considérés comme atteints de surdité absolue :

Ont été amenés à l'audition d'un son	9
à l'audition d'un ton.	17
à l'audition d'une lettre.	18
à l'audition d'un mot	4
2° De l'audition d'un son à celle d'une lettre	7
De l'audition d'une lettre à celle des mots. . . .	2
3° De l'audition d'un ton à celle d'une lettre	7
De l'audition d'une lettre à celle des mots. . . .	2
De l'audition des mots à celle des phrases	2
4° De l'audition d'une lettre à celle des mots	9
De l'audition des mots à celle des phrases	19
	92

« Il est d'usage de considérer la surdi-mutité comme inguérissable ; la plupart des cas de surdité sont classés comme étant au-dessus de nos moyens thérapeutiques : nous ne partageons plus cette manière de voir. Nous aimons à nous associer aux réclamations du Pr Urbantschitsch, qui demande qu'on introduise les exercices acoustiques méthodiques dans les instituts des sourds-muets comme instruction obligatoire, et que l'État établisse des services spéciaux dans ce but. Nous ne pouvons trop répéter que chaque cas de surdité, du moment qu'il est réfractaire aux moyens thérapeutiques ordinaires, doit être soumis à des exercices acoustiques. Parmi le nombre d'observations que nous possédons dans notre service, nous en avons une qui concerne une jeune ouvrière atteinte de surdité très prononcée, et qui, à cause de son infirmité, avait dû quitter l'atelier : les maîtres ne voulaient plus d'elle.

« L'audition pour certains mots et la surdité pour d'autres, le retard dans la perception auditive, nous firent porter le diagnostic : surdité psychique.

« Les exercices acoustiques furent entrepris. Les circonstances ne nous permirent pas de donner à cette malade tout le temps nécessaire. Néanmoins, au bout de cinq mois d'exercices, la jeune fille pouvait retourner à l'atelier sans que sa maîtresse eût à déployer beaucoup d'indulgence ; les camarades qui, auparavant, lui rendaient la vie intolérable par leurs railleries, la supportaient facilement. Nous continuons toujours les exercices acoustiques et, à l'heure qu'il est, nous pouvons converser à peu près librement avec elle.

« Nous avons eu l'occasion de présenter ce cas à plusieurs confrères ; la plupart d'entre eux contestaient notre diagnostic, prétendant que c'était un cas de surdité hystérique. Il est de fait qu'on ne se prête pas volontiers aux innovations. Ne voulant pas entrer dans des discussions sans fin, nous nous contenterons de répondre : « Que notre diagnostic soit juste ou non, notre thérapeutique est bonne : voyez le résultat. »

« A quoi bon, en effet, s'acharner à pratiquer le cathétérisme pendant des temps infinis, à faire de l'électricité et tant d'autres traitements, quand on sait, qu'en fin de compte, on n'arrivera qu'à constater l'inefficacité de ceux-ci ? Pourquoi vouloir attendre qu'on se trouve en présence d'un cas typique de surdité psychique, pour entreprendre des exercices acoustiques, quand on peut s'en servir aussi avantageusement dans tout autre cas de surdité ? Ainsi Urbantschitsch publie l'observation concernant un musicien qui, au cours d'une otite suppurée, entendait les notes, mais avait perdu la signification de chacune d'elles ; tout revint à l'état normal avec l'arrêt de la suppuration. Le Dr Kaufmann, l'assistant de Politzer, qui n'est cependant pas grand partisan de la doctrine d'Urbantschitsch, nous a avoué qu'un nombre considérable d'observations lui a démontré que l'audition de ces malades atteints d'otite moyenne suppurée, se trouve bien plus améliorée lorsqu'il associe au traitement habituel, des séances quotidiennes d'épreuves de l'ouïe par le langage. Il appelle ce moyen d'agir « épreuves de l'ouïe, » nous le considérons comme exercices acoustiques.

« Hartmann, dans le chapitre de la surdi-mutité de son livre : *Les maladies de l'oreille et leur traitement*, dit entr'autres choses : « Il serait à désirer qu'on en vînt, dans tous les pays, à fournir à tous les sourds-muets l'instruction spéciale qui leur convient, et qu'on arrachât ainsi ces malheureux êtres à leur abandon intellectuel. » L'otologiste de Berlin n'indique pas d'une façon précise l'instruction « qui leur convient, » mais il en reconnaît la nécessité et constate en même temps l'insuffisance des efforts faits dans cette voie jusqu'à maintenant. Dans la traduction française, à la page 278, nous lisons le passage suivant :

« Malheureusement, bien des vues erronées sont
« encore répandues sur les sourds-muets. D'après
« les descriptions qui souvent nous ont été données,
« on s'attendrait à trouver dans les établissements
« qui leur sont consacrés, une collection d'êtres ma-
« ladifs, mal développés, stupides, tandis qu'en
« réalité nous y rencontrons des enfants sains, à
« l'air éveillé, qui ne se distinguent en rien, par
« l'habitus extérieur, de ceux qui sont en possession
« de tous leurs sens. On croyait aussi que la scrofule
« et les affections pulmonaires étaient fréquentes
« chez les sourds-muets, ce qui n'a lieu que dans
« une proportion très faible. On reprochait encore
« aux sourds-muets d'être indolents, cruels, cu-
« pides, irascibles, etc., mais ce sont là des défauts
« qui ne leur appartiennent pas en tant que sourds-
« muets, et qui sont imputables à une éducation
« défectueuse. »

« Oui, cette éducation défectueuse, cet abandon intellectuel sont les conséquences logiques du traitement insuffisant, pour ne pas dire nul, appliqué à ces malheureux. Donnez aux sourds l'ouïe, rendez aux sourds-muets la voix musicale, la société ne leur tournera plus le dos, l'abandon intellectuel n'existera plus, car le médecin a la possibilité d'arriver à ces résultats, dans bon nombre de cas, par l'emploi des exercices acoustiques méthodiques qui offrent une amélioration non seulement morale, mais aussi et surtout sociale. »

Les résultats obtenus dans le service des docteurs Astier et Aschkinasi sont un encouragement précieux, aussi est-il désirable que cette patiente méthode se vulgarise de plus en plus.

D'après ce que nous venons de dire, il est évident que l'emploi de l'audigène Verrier n'est pas autre chose qu'un exercice acoustique emprunté à la méthode du médecin de Dœbling. Seulement, peut-être a-t-il cet avantage de faciliter les premières leçons en collectant la voix, en la rendant plus vibrante et en la faisant arriver plus directement au centre percepteur pour le réveiller et le rendre moins insensible.

Et c'est à ce point de vue et pour faciliter l'articulation de la langue, des lèvres et de la bouche que nous mentionnons ici les conseils et la manière de procéder que l'abbé Verrier recommande.

« Le premier pas à faire, c'est de faire pénétrer la voix dans l'organe et de l'y accoutumer, pour qu'il devienne apte à le distinguer des bruits ou bourdonnements confus. Pour commencer, il n'y a pas à exiger de l'élève qu'il répète les sons perçus, il suffit qu'il se rende compte que son oreille éprouve une impression nouvelle. Il est facile de constater

que la sensation a existé ; un mouvement involontaire des paupières le trahit, si l'élève ne l'indique
pas lui-même par les signes naturels de la tête ; oui,
non. De même, il comptera avec ses doigts le nombre de sons perçus, ou il marquera la prolongation
du son avec sa main allant de gauche à droite. Pour
fixer l'attention du sourd, et aussi éviter toute su-
percherie, il est important qu'il ne puisse voir le
visage de son professeur. On peut également simuler
la parole dans l'appareil et lui demander s'il a entendu.

« Ces premiers exercices se font avec des syllabes
ou des mots bien nets et sonores ; *pa*, *fa*, *papa*, etc.
Du reste, à quelque âge que l'on entreprenne la
culture de l'ouïe chez le sourd-muet avec l'*Audigène
Verrier*, il faut assimiler son oreille à celle d'un enfant de quelques mois et procéder un peu comme la
mère donnant au cher petit les premières leçons de
parole. Elle commence toujours par des mots faciles
à distinguer, et ne craint même pas de dénaturer le
nom des objets qui l'entourent ; *baba*, *bobo*, *mama*,
lolo, *tata*, *toutou*, etc. Et c'est ainsi qu'elle arrive
à accomplir ces tours de force d'audition et de paroles hâtives, qui sont l'orgueil des mères. Cette
observation nous fournit le choix des premiers sons
à faire entendre aux sourds-muets ; *pa*, *pa*, *pa* ; *pi*,
pi, *pi* ; *ap*, *apa*, *apapa*, *ip*, *ipi* ; *po* ; *pi* ; *ép*, *op*, *pou*,
pu, *fa*, *cha*, *sa*, *la*, etc. Tantôt on prolonge le son
voyelle, tantôt on le donne bref.

« Ce premier résultat, c'est-à-dire, faire percevoir
le son voyelle par l'oreille et l'y habituer, est plus

ou moins promptement obtenu selon les sujets ; mais que le professeur se tienne en garde contre le découragement et ne se hâte pas de croire à l'incurabilité d'une oreille parce qu'elle sera restée insensible dans plusieurs expériences. Il est prouvé que certaines oreilles demeurées inertes, après un mois de traitement, se sont tout à coup sensibilisées, et ont fait dans la suite plus de progrès que d'autres qui promettaient mieux tout d'abord.

« Considérons donc ce premier point acquis, et poursuivons notre marche. Il faut ensuite amener le sourd à répéter ce qu'il entend, à tirer profit par conséquent de son audition, pour régler sa parole. La chose sera relativement facile pour le sourd démutisé par la lecture sur les lèvres et l'articulation. L'habitude de l'imitation le mettra vite en état de reproduire les émissions de voix du professeur qui commencera par lui faire voir, sur ses propres lèvres, les mots dont il transmet le son à son oreille. Pour ceux qui ne savent ni parler, ni lire la parole sur les lèvres, le travail est plus compliqué, puisqu'il faut mener les trois choses de front ; mais un professeur dévoué ne se laissera pas arrêter par la difficulté. Prenant les éléments les plus simples, il ne tardera pas à faire prononcer la consonne *p*, puis la voyelle *a*, et les accouplant, la syllabe *pa*. Peut-être la voix de l'élève laissera-t-elle à désirer, mais il y a moyen de la corriger en l'obligeant à faire, dès ce moment, la différence de sa voix avec celle du professeur. On l'apprend pour cela à se répéter à soi-même, par l'*Audigène*, ce qu'il a entendu. C'est possible, presque dès les premières leçons. Si l'on redit deux ou plusieurs fois la même syllabe : *pa, pa*, on devra la donner toujours sur le même ton ; le changement ferait croire à l'émission d'un son nouveau. La voyelle *a* étant la plus facile à percevoir, il faut s'en servir assez longtemps, avant d'entreprendre les autres. On l'associe à diverses consonnes dont les plus faciles sont le *p* et le *f*. L'inversion est vite possible ; *pa, ap, apa, apap, apapa*. La voyelle *i* viendra ensuite, et ainsi des autres. Il ne sera pas nécessaire pour aborder les mots, d'avoir parcouru tout l'alphabet, voyelles et consonnes. (L'association des lettres en syllabes et en mots établit souvent des différences de sons plus faciles à observer). Mais un choix intelligent de ces mots s'impose, en commençant par ceux qui renferment des consonnes explosives : poche, table, tableau, pupître, carafe, canapé, chapeau, soupe ; et il vaut mieux joindre l'article au nom dès que l'enfant est à même de le distinguer et de le prononcer. Les exercices se poursuivent par l'étude des doubles consonnes *pl, fl, st, ks, (x), cr*, etc. Après quoi viennent les courtes phrases du langage usuel. « Il fait beau, il pleut, es-tu malade ? tu es sage ; ou bien encore les prénoms des personnes de l'entourage. Quand un mot nouveau se présente, il est nécessaire de le décomposer, afin que l'élève se pénètre bien de ses divers éléments. Ainsi : *parquet, pa, pa, ar, ar, par ; rq, rq, parq ; quet, quet, parquet.*

« Le professeur comprendra de lui-même qu'il est bon de revenir souvent, les premiers mois surtout, aux éléments isolés, comme un bon pianiste qui reprend fréquemment la gamme.

« Certains sourds établiront, sans tarder, la différence des deux notes aiguës et graves. Un mot donné tantôt avec une voix grave, tantôt avec une voix aiguë, pourra être reproduit sur le même ton que celui du professeur ; c'est un acheminement aux leçons d'intonation que l'on aborde aussitôt que l'élève entend et distingue la petite phrase. Le ton interrogatif se saisit assez facilement par une oreille déjà cultivée. Il ne faudra pas attendre longtemps pour lui faire entendre sans l'appareil, des mots simples prononcés à une certaine distance que l'on augmente progressivement. Cet exercice donne de l'acuité à l'organe.

Remarque importante. — Chez l'enfant, l'enseignement auditif marche de front avec l'enseignement de la langue et de la lecture sur les lèvres ; le premier ne doit absorber que la minime partie du temps consacrée à l'instruction.

« La guérison de la surdité *ordinaire* par ces divers moyens doit être, cela se comprend facilement plus rapide et plus facile. On commence aussi par articuler sans se presser, des monosyllabes, des mots sonores à l'oreille d'un sourd et on passe rapidement aux phrases et à la parole articulée.

« De temps en temps, on abandonne les instruments et on fait des exercices à l'oreille libre et on entend des lectures avec les cornets ou avec les deux mains rassemblées en porte-voix ; de cette façon on se familiarise avec une foule de mots de plus en plus grande et on gagne un terrain précieux. »

Et maintenant, dirais-je en terminant, ne désespérez pas, vous tous infortunés de la vie qu'un accident, qu'un bizarre caprice de la nature marâtre, ou que les lois si souvent inflexibles de l'atavisme ont privés de l'usage d'un sens ! Pendant que vous souffrez et gémissez, la science marche toujours en avant, une découverte en prépare une autre plus féconde, plus magique encore !

Edison n'a-t-il pas fait espérer qu'avec l'influence bienfaisante de la phosphorescence et des rayons Rœntgen, il rendrait par intermittence ou d'une façon plus durable, un certain degré de vision à ceux dont la rétine ou le nerf optique intacts, ne reçoivent plus l'impression de la lumière que parce que la partie antérieure du globe de l'œil a disparu ? Et cet inventeur de génie, nourri de la moëlle des lions, qui passe sa vie à résoudre des problèmes paraissant insolubles il y a quinze ans, est bien homme à réaliser cette espérance !

Mais occupons-nous de l'oreille et des sourds ?... Eh bien, la chirurgie de plus en plus audacieuse de nos jours, grâce à l'intervention salutaire de l'antisepsie, se demande aujourd'hui si, en faisant arriver chez les sourds, les ondes sonores dans le labyrinthe par un canal creusé dans l'apophyse mastoïde, on n'arriverait pas à guérir la surdité ? Et tôt ou tard, j'en suis persuadé, on aura recours à ce moyen que j'ai employé avec succès chez une sourde, au fond de la campagne que j'habitais, alors qu'il n'était pas question de l'antisepsie.

En attendant, voici qu'un jeune confrère, le D\u0072 Gar-

nault, de Paris 1 , a pratiqué avec succès la mobili-
sation profonde ou l'extraction de l'étrier dans
tous les cas de surdités chroniques ou même su-
baiguës que ne guérit ou n'améliore notablement et
d'une façon durable, ni la douche d'air, ni le massage, et dans lesquels l'appareil de perception est
suffisamment intact et la surdité uniquement ou
surtout causée par des altérations de l'appareil de
transmission, empêchant les ondes sonores d'arriver
jusqu'à l'appareil percepteur. » La même opération
débarrasse aussi les patients de ces bourdonnements
ou sifflements qui sont un enfer pour ceux qui y
sont sujets.

D'autre part, dit la *Vie scientifique* (2), le D* Laborde annonçait à la fin de décembre 1896 une expérience qui sera pour les sourds une consolation et
un espoir suprêmes. Le D* Dussaud, de Genève avait
au moyen de son microphonographe, obtenu chez
eux une amélioration considérable et même un cas
de guérison. Cet instrument grossirait la voix
comme la loupe grossit une image.

Mais avant de parler de résultats merveilleux qui
ne sont encore qu'un rêve raisonnable, examinons
les progrès obtenus. Nous avons dit combien les *exercices auditifs* préconisés par Urbanschitsch à Vienne
et par le D* Gellé à Paris étaient difficiles à suivre, exi-
geaient de longueur de temps et de patience de la

(1) *Traitement chirurgical de la surdité*, par le D* GARNAULT.
Communication lue à l'Académie de Médecine, 30 décembre
1896.
    (2) *In Revue des Nouveautés médicales*, mai 1897.

part des éducateurs. Il fallait, en effet, réveiller chez les sourds et les sourds-muets une audition éteinte en leur apprenant à distinguer les sons, d'abord les voyelles, puis les syllabes, les mots et enfin les phrases — et pour cela il fallait trouver des gens assez vigoureux, assez dévoués pour s'exténuer à leur crier tout cela aux oreilles. Eh bien, le Dr Laborde et le Dr Dussaud ont trouvé le moyen de les remplacer par le microphonographe, c'est-à-dire par un appareil marchant automatiquement au moyen d'un mouvement d'horlogerie, reproduisant la voix avec toute l'intensité nécessaire pour qu'elle soit entendue et par conséquent bien supérieur à l'harmonica d'Urbanschitsch.

Le microphonographe, beaucoup plus sensible que le phonographe, comprend, en réalité, deux appareils : 1° le microphonographe répétiteur : 2° le microphonographe enregistreur (1).

Le microphonographe répétiteur est composé d'un cylindre horizontal actionné par un mouvement d'horlogerie. Sur ce cylindre est placé le rouleau de cire gravé par l'enregistreur. Un mécanisme déplace devant la cire, une membrane munie d'un style arrondi. Sur cette membrane est fixé un petit microphone spécial muni de vis micrométriques, de ressorts et de leviers. Tel est dans ses organes essentiels, le microphonographe répétiteur. Au moyen d'une pile, on lance un courant qui va passer dans

_____

(1) *Revue des Nouveautés médicales* — mai 1897 — par GASTON JAUGLA.

le microphone spécial et dans un cornet construit sur le même principe que celui des appareils téléphoniques. Lorsque l'on porte le cornet à l'oreille, on entend les paroles ou les airs répétés par le phonographe avec une intensité que l'on peut régler à volonté en envoyant le courant de 1 à 60 éléments au sulfate de mercure.

« En augmentant progressivement la force du courant, on arrive à des intensités si grandes des paroles ou des airs répétés, que l'oreille normale ne peut plus les supporter sans de violentes douleurs. C'est alors que M. Dussaud remet le cornet téléphonique à une série de sourds de toute espèce, affectés des genres de surdité les plus différents et aux degrés les plus divers. En réglant convenablement le courant, il arrive, avec un peu d'exercice et d'habitude à faire suivre même aux sourds-muets, des mélodies dont ils battent la mesure et qu'ils distinguent très bien les unes des autres ; il en est de même pour les voyelles et pour des mots simples. — Il y a là tout un champ d'études nouveau qui rendra d'immenses services et qui mettra le nom de son inventeur au rang des bienfaiteurs des malheureux sourds-muets.

« En effet, comme le disait si bien le Dr Gellé, (et nous ne saurions trop le redire ici comme partout), il y a beaucoup d'oreilles dont une éducation sérieuse eût développé l'audition. Beaucoup de sourds ressemblent au convalescent qui, le premier jour de lever, se tient à peine sur les jambes et prend peu à peu des forces par l'exercice que développe la conscience de l'effort nécessaire pour telle ou telle distance à parcourir. Combien nous abandonnons trop tôt nos convalescents de l'oreille ! Le temps nécessaire au retour à l'état normal devrait-il compter en présence des suites ? la surdi-mutité d'un côté, et, au contraire, le réveil de l'ouïe, par les soins constants et prolongés donnés au développement de l'audition compromise par des lésions morbides, résultat que nous montrent les cures opérées par Urbanschitsch à la polyclinique de Vienne ? Mais on conçoit l'impossibilité pratique pour les nombreux sourds de trouver assez d'hommes pour leur crier des milliers de fois, chaque jour pendant des mois, une suite d'exercices méthodiques.

« Avec le microphonographe Dussaud, le problème est résolu. Le sourd remonte de temps en temps le mouvement d'horlogerie. Sur quelques cylindres élémentaires sont enregistrées les voyelles, une centaine de mots usuels et une centaine de phrases courantes. Chaque cylindre peut répéter dix mille fois ce qu'il contient sans aucune altération. Après ce nombre énorme, il suffit de tourner le cylindre devant une lame spéciale et de le faire graver à nouveau par une personne quelconque non sourde. Et cette opération peut se répéter 40 fois. Donc chaque mot peut être répété 400.000 fois sans aucun frais, et il y a une cinquantaine de mots sur un cylindre.

« Au commencement, pour les sujets les plus réfractaires, il faut le courant des 60 éléments ; au bout de quelques mois, un élément suffit jusqu'à la

12

guérison complète si elle est possible. En outre, l'appareil constitue un *audimètre* très précis pour le nombre d'éléments nécessaires pour atteindre les sons perceptibles. Le microphonographe *mesure* donc la surdité, et à ce titre seul déjà, il présente une grande utilité en médecine pour constater les améliorations ou les aggravations dans les différentes phases d'un traitement ou aux diverses périodes de la vie humaine.

« II. *Le microphonographe enregistreur.* — Il se compose d'un cylindre horizontal mû par un mouvement d'horlogerie. Sur ce cylindre, on fixe un rouleau de cire devant lequel se déplace, au moyen d'un mécanisme, une pièce de la forme et de la grosseur d'une montre composée essentiellement d'électro-aimants minuscules qui agissent sur une membrane commandant le burin destiné à graver la cire. Pour enregistrer de faibles bruits, on place dans la région correspondant à l'organe à examiner un microphone d'un système particulier qu'on relie au microphonographe enregistreur par un courant électrique provenant d'un à soixante petits éléments au sulfate de mercure. Par l'intermédiaire du courant, les sons recueillis par le microphone sont fidèlement répétés par la membrane du microphonographe et inscrits dans la cire par le burin.

« Le Dʳ George Jaubert, le très distingué préparateur de chimie à l'Ecole polytechnique, à qui nous devons de précieux renseignements pour cet article, a pu ainsi enregistrer les pulsations du cœur et constater les variations qui se produisent dans le rythme et l'intensité des battements à la suite de marches et de courses. Il a enregistré d'une manière analogue les crises dues aux émotions des artistes.

« Dans les strophes passionnées qui exigent toute la force, on constate des coups plus secs, plus pressés, plus rapides, de véritables émotions internes qui se gravent par des sons plus métalliques, plus graves et qu'on pourra faire revivre à perpétuité comme les témoins d'une heure où l'on sent que l'âme vibre tout entière.

« On ne conservera plus seulement le chant, la parole, mais bien aussi les mouvements de l'âme. C'est en un mot la vie enregistrée.

« Le médecin praticien pourra ainsi, à l'appui de ses observations, entendre de nouveau les bruits pathologiques qu'il avait constatés lors d'un premier examen et se rendre compte, par conséquent, de la marche de la maladie ; d'autre part, dans les cas difficiles, lorsqu'il y a plusieurs praticiens ou lorsqu'il est nécessaire, pour constater l'état d'un organe, d'entendre à différentes reprises les bruits produits, une *seule* application de l'appareil permettra de les écouter indéfiniment sans fatigue pour le médecin ni le malade et à *l'insu* de ce dernier.

« Le Dr Jaubert, répétant et étendant les expériences de M. Dussaud, est arrivé enfin, au moyen d'un microphone de son invention, à enregistrer les rythmes de la marche d'une série d'insectes et a constaté les cadences les plus bizarres et les plus variées auxquelles ces êtres semblent trouver des sensations agréables. Il a ouvert ainsi un horizon tout nouveau à l'étude des mœurs des insectes pour l'histoire naturelle.

« Disons encore que M. Basualda, l'ingénieur américain bien connu, a consulté Edison au sujet d'un travail qu'il désirait entreprendre avec un microphonographe pour enregistrer les bruits de la pensée.

« Dans les heures d'activité cérébrale intense, il se produirait, sous l'effet des afflux sanguins du cerveau, des bruits constituant une harmonie mystérieuse et douce qui s'en va remplir les milieux inconnus où s'agite la pensée et où se passent les phénomènes psychiques et télépathiques.

« M. Dussaud se propose de construire, pour l'exposition de 1900, un microphonographe de dimensions telles qu'il fera entendre la voix d'un orateur à 10.000 personnes à la fois et à une distance énorme. »

Que les sourds ne désespèrent donc pas plus que les aveugles ! les ressources infinies de la science sont telles aujourd'hui que leurs cœurs attristés doivent s'ouvrir à l'espérance à une époque où on redresse les bossus, où on fait marcher les boiteux, et l'heure n'est pas loin peut-être où la plupart des aveugles et des sourds verront, entendront, comprendront !

CHAPITRE X

REMÈDES VULGAIRES EMPLOYÉS CONTRE LA SURDITÉ ET DONT IL FAUT S'ABSTENIR

Nous avons, en arrivant à la fin de ces pages sur l'hygiène de l'oreille, à remplir un dernier devoir, celui de mettre en garde nos lecteurs contre certaines coutumes inconsidérées, répandues un peu partout à ce sujet et offrant souvent des dangers.

Cela se comprend du reste ; l'étude des maladies de l'oreille est très abstraite, très ardue ; elle est superficielle chez un grand nombre de médecins ; à plus forte raison, les gens du monde et le public vulgaire les connaissent-ils peu. Et néanmoins, sans doute à cause de son ignorance reconnue, ce même public, ne pouvant soupçonner le mal que doivent occasionner ses conseils, en distribue à tort et à travers, inconscient des fâcheux abus qui peuvent en résulter autour de lui. Là où l'homme de science lui-même, hésite en présence de la responsabilité qu'il encourt, l'ignorant, présomptueux et vain, ne balance pas, et donne volontiers son avis, au besoin même, l'impose à des gens que sa situation de fortune ou son éducation lui permet de dominer, — Ne voyons-nous pas ces mêmes entraînements, cette influence fâcheuse s'exercer non seulement à propos de l'oreille, mais encore à propos de toutes les maladies ? Combien de dames patronesses, combien de châtelaines retirées dans leur habitation seigneuriale, au fond de la province distribuent, je n'ose dire à tort et à travers, mais à coup sûr avec plus de libéralité que d'intelligence, des globules homéopathiques, pleines de confiance en elles-mêmes, tout d'abord, en leur science ensuite et enfin en la valeur dynamique extraordinaire de leurs globules ou de leurs solutions !

D'autre part, la marche lente, rarement aiguë et souvent intermittente, c'est-à-dire entrecoupée par des périodes de calme, des maladies de l'oreille, entraîne souvent les gens à ne demander que tardivement une consultation à leur médecin. Des bourdonnements des élancements d'oreille, c'est si peu de chose, c'est si commun que lorsqu'on s'en plaint, chacun donne son avis et conseille un remède favori qui a guéri un tel ou une telle.

En plus, vous avez là une cavité qui semble toute prête et faite exprès pour recevoir des remèdes, et alors on y injecte de l'eau de pavots, une infusion de camomille, du laudanum, de l'eau de Cologne, de l'éther, de la teinture d'iode, une décoction de feuilles de noyer, de l'huile d'amandes douces bien chaude, ou du lait chaud, parfois même — ô bizar-

rerie humaine, tes caprices sont innombrables ! —
on remplit le tuyau de l'oreille avec du lait de nourrice qui, au dire de celles qui le fournissent, a des
propriétés curatives spéciales ! Et tout cela est mis
en œuvre sans raisonnement, sans qu'on sache
pourquoi le mal est venu, à quelle occasion, et on
livre à tous ces empiriques un de nos sens les plus
délicats ! Nous n'avons à notre disposition, en tout et
pour tout, que deux oreilles, et sans réflexion, nous
nous exposons à perdre, d'un seul coup et d'une
manière irrémédiable, la moitié d'un de nos sens
les plus indispensables ! Ah ! comme il est heureux
que la nature nous ait dotés d'un conduit bien clos
et sans issue ! S'il en avait été autrement, cette véritable bouillabaisse de liquides ou de poudres nous
aurait affligés de bien des méningites qui nous
épargnent aujourd'hui !

Ah ! s'il s'agissait dans les villes, par exemple, du
chien de la maison, qu'on verrait gémir, se plaindre
et maigrir, on s'empresserait bien vite de consulter
un vétérinaire et on n'oserait guère, de son plein
gré, le soumettre à une médication active ; mais il
ne s'agit que de son fils ou de sa femme et on va,
comme on dit, de l'avant, c'est-à-dire au hasard,
s'exposant à ce qu'une injection irritante détermine
une otite, pouvant se terminer par un abcès ou une
perforation du tympan : Et c'est ainsi, sans réflexion,
comme sans hésitation qu'on peut devenir sourd
toute sa vie et cela, par sa faute !

Dans la campagne, c'est encore pis ! On met encore moins de retenue qu'à la ville dans l'emploi de

ces remèdes gratuits dits de *bonne femme* et qui reviennent parfois si cher ! — Sans doute, là encore, quand le veau, le cheval ou le bœuf sont malades, on n'hésite point un instant et on court dare-dare chercher le vétérinaire. Pensez donc !… ces bêtes-là représentent un capital et on ne veut pas s'exposer à le perdre ! — Et, cependant, en y réfléchissant….. ces petits êtres innocents qu'on entend gémir et se plaindre à leur manière, ces enfants, la chair de notre chair ne sont-ils pas dignes de pitié, ne méritent-ils pas toute notre sollicitude, eux qui n'ont pas demandé à venir au monde ?

Mais on ne réfléchit guère à tout cela chez nos bons villageois. Un enfant a des *gourmes* au visage, aux oreilles, en arrière surtout, et alors, on abandonne à la bonne nature le soin de les guérir, ou bien, on leur perce les oreilles et on leur met des pendeloques, ou bien on leur pose au bras gauche une mouche, ou le *saint bois* comme on dit dans l'Ouest de la France.

Ce saint bois est un petit morceau de l'écorce du *Daphné Mezereum* qui croît dans les landes de sable, sur le bord de la mer. Des vieilles femmes à l'aspect misérable ou des vieux loqueteux, portraits encore vivants de ceux que Callot dessinait au xvie siècle, vont de porte en porte, dans les villages de la côte ouest de France, vendre leur marchandise, une tige de daphné qu'on leur paye un sou et qu'on met dans un pot rempli d'eau sur le manteau de la cheminée. Chaque matin, la mère prend un morceau de l'écorce de ce bois précieux et le met sur le haut du bras de son enfant aussitôt que la moindre irritation se manifeste à ses yeux, son nez, ses oreilles ou ses bronches, s'il a peu d'appétit ou devient languissant. Cette écorce fait l'effet d'un vésicatoire, enflamme, corrode la peau, et la fait *donner*, c'est-à-dire suppurer. Chaque matin, nouveau pansement que l'enfant réclame au besoin, car cette plaie devenant le siège d'une vive démangeaison, on permet au patient, lors du pansement matinal, de se frictionner le bras jusqu'au sang, ce gu'il fait avec un certain plaisir. Il n'est pas rare de voir, en traversant par un beau jour de printemps, les rues d'un village des Charentes et de l'Aunis, tous les enfants sur les genoux de leur mère, se livrer à cette pantomime étonnante.

Le saint bois de leur enfant est, pour toutes ces bonnes femmes et on essayerait en vain de les désabuser, une sorte de baromètre qu'elles consultent souvent. L'exutoire donne-t-il bien ? la mère est radieuse, son enfant n'a rien à craindre sous le rapport de la maladie ; rougit-il, ou devient-il sec ? gare à la fièvre, l'enfant est en danger !

Quand un enfant se plaint de devenir sourd, on dit dans la campagne que ses oreilles sont bouchées, et comme le vulgaire ignore qu'elles le sont, en effet, par le tympan, on injecte avec force de l'eau tiède, ou un liquide quelconque ; un beau jour, ou plutôt un vilain jour, on force ou on force le tympan et voilà un petit être en passe de devenir sourd. N'est-ce pas une folie regrettable ?

Les idées humorales (ce que je viens de dire au sujet du saint bois en est la preuve), sont profondément ancrées dans les idées du vulgaire ; aussi, lorsque les oreilles des gens, après des souffrances pénibles, entrent en suppuration, on doit, d'après l'avis d'un bon nombre de gens, les laisser suppurer sans s'en occuper. Cela purge l'oreille et la purifie, dit-on. Et en effet, l'oreille donne un an, deux ans du pus jaune, puis du pus vert, infect, sentant mauvais, mais, c'est égal, *c'est un bien que ça sorte*, dit-on ; un beau jour on trouve dans le linge, le matin, des petits os rongés par la suppuration, on s'en félicite... oui... mais quand le jeune homme devient adulte, et que la bonne nature, dans une évolution favorable, a fini par faire tous les frais de la cicatrisation de son tympan, on s'aperçoit que le sujet n'entend plus de ce côté ; on s'alarme, on court alors, après deux ou trois ans, chez l'auriste qui répond au grand étonnement des consultants, qu'il n'y a rien à faire !

On maudit alors, de retour chez soi, le peu de valeur d'une science insuffisante et comme on a lu à la quatrième page des journaux qu'à l'institut Pélisson ou Nigaudson à Paris, on fait des cures merveilleuses rendant aux sourds la faculté d'entendre, aux aveugles, celle de voir, aux phtisiques, les poumons qu'ils n'ont plus, on s'y précipite, on y reçoit de belles promesses, une mouche en taffetas rose et du baume de patience avec lequel on devra se frictionner l'oreille matin et soir. On vous recommande de revenir souvent et en échange de 3 ou 400 francs, vous vous apercevez après cinq ou six mois de soins prolongés et assidus, que vous êtes encore plus sourd qu'avant ! Mais voilà... vous aussi vous avez cru à la liste interminable des personnes guéries au pseudo-Institut Drouet ! Eh ! bien voici ce qu'on lit à son sujet dans un des derniers numéros de l'*Auvergnat de Paris*. « Nous avons dit récemment que Mme Marie Moréas, annoncée comme guérie par l'Institut Drouet, n'existe pas à l'adresse indiquée à Bordeaux. Nous avons eu la curiosité d'écrire aux malades que l'Institut Drouet prétend avoir guéris. Or, la poste, malgré tous ses moyens d'investigation, n'a pu les découvrir, et nos lettres recommandées nous sont revenues dans la proportion de *neuf* sur *douze*, au moins, avec la mention *inconnu*. Parmi lesdits malades prétendus guéris, il y aurait un prêtre appartenant à certain diocèse ; or, nous avons une lettre de l'évêché nous déclarant que ce prêtre n'existe pas.

« Nous collectionnons toutes ces preuves, et d'autres encore, de façon à ce que le Parlement soit éclairé lors de la discussion prochaine de la loi sur la pharmacie et la médecine. »

. . . . , . . .

. . , ... , . .

Amis lecteurs, souvenez-vous des conseils que je vous donne gratis en terminant ce livre, — ils vous seront toujours bons et profitables !

Quand vous souffrez des oreilles, ne faites rien, absolument rien, sans consulter un médecin ; ne recourez pas aux injections, n'employez pas de vésicatoires, de frictions, de purgations, sans savoir de la bouche du vieux praticien, ami de votre famille, si tout cet arsenal est utile. Souvenez-vous que si vous avez dix doigts, dont un ou deux perdus peuvent être suppléés par les autres, en revanche vous n'avez que deux oreilles, que l'une ne peut guère suppléer à l'autre, que toutes les deux vous sont donc nécessaires pour l'intégrité de l'ouïe, et qu'enfin, de tous les déshérités de la nature, les sourds sont les plus malheureux !

Dr GÉLINEAU.

NOTE A

Pendant longtemps on a attaché à l'existence du coussinet de Warthon dans les cas d'infanticide une importance qui, sans être décisive comme le surnagement dans l'eau des morceaux du poumon du nouveau-né qui a respiré, a joué néanmoins un certain rôle en médecine légale. Son absence, étant une preuve, croyait-on, que l'enfant avait respiré, a pu faire condamner ou contribuer à faire condamner des innocents !

Il n'en est plus ainsi aujourd'hui ; mais on ne peut s'empêcher de frémir en pensant qu'avec les progrès de la science, ce qu'on regardait jadis comme la preuve certaine d'une intervention criminelle, est à peine considéré aujourd'hui comme une probabilité, et encore !... Plus d'un innocent a dû jadis être condamné comme coupable à cause de cela !

Jadis également, la tache brune obtenue sur une assiette avec l'appareil de Marsch suffisait, aux yeux des chimistes, pour déceler la présence de l'arsenic, faire soupçonner un empoisonnement et condamner peut-être un innocent ? Aujourd'hui cette coloration brune ne suffit plus, et avec les progrès incessants de la science, il faut des preuves plus sûres et des expériences plus affirmatives.

Dans l'affaire du Dr de la Pommeraye et de Mme de Paw, n'a-t-on pas cru à la certitude de l'empoisonnement de cette pauvre femme quand on a vu mourir des animaux ayant avalé une décoction des raclures du plancher de la chambre où elle avait vomi ? On ne connaissait pas alors de réactif certain de la digitaline, et quand on a vu des chiens et des chats vomir et mourir après avoir bu de ce breuvage, on en a conclu que Mme de Paw avait été empoisonnée par cet alcaloïde ! Cette expérience a entraîné les juges et le Jury à croire de la Pommeraye coupable et l'a fait condamner à monter sur l'échafaud ! Jusque-là il n'existait contre lui que des présomptions morales, on crut alors avoir la preuve matérielle et il fut exécuté !

Eh bien, aujourd'hui, une expérience semblable ne suffirait pas pour condamner un homme. Tout le monde sait, en effet, que les raclures d'un plancher sur lequel ont marché, ont uriné, ont craché plusieurs générations, entretiennent et conservent des milliers de microbes toxiques. Leurs armées y vivent, envahissant les fentes du parquet, les meubles, les rideaux, prêtes à se réveiller en tout temps et même par les temps les plus secs !

Il est donc prudent, surtout quand il s'agit de la vie et de l'honneur des gens, de ne plus croire la science infaillible ; ce qui nous apparaît aujourd'hui comme une incontestable vérité, peut, avec les recherches scientifiques incessantes, être déclaré « mensonge » demain ! et ce que nous venons de dire du coussinet de Warthon est une invitation de plus aux jurés d'être prudents et réservés dans leur verdict définitif !

NOTE B

L'homme est ainsi fait qu'il puise une sorte de consolation dans les infirmités qui l'accablent à constater qu'il n'est pas seul au monde à en être molesté.

Depuis les premières pages de ce livre où j'écrivais quelques noms de sourds dotés d'une certaine célébrité, j'ai dirigé mes recherches de ce côté et je citerai les noms de plusieurs d'entre eux passés tout d'abord inaperçus pour moi.

Ronsard, un des pères de la langue française. l'auteur de l'*Odelette à Mignonne,* de ces vers aussi suaves, aussi parfumés que la rose dont ils célèbrent la beauté, Ronsard devint sourd à 18 ans (en 1542). Je laisse à mon ami, le Dr Cabanès (le médecin chercheur et découvreur par excellence), le soin de nous révéler quelle fut la cause de son infirmité ; toujours est-il qu'il abandonna alors la cour où il était page, pour entrer au collège de Coqueret que dirigeait son ami Dorat. Là, pendant sept années consécutives, il s'adonna à l'étude des poètes grecs et latins. Sans cette surdité que ses amis appelèrent « bienheureuse », Ronsard n'eût jamais accompli le grand mouvement de renaissance lyrique auquel son nom est attaché d'une manière impérissable.

Le meilleur ami de Ronsard, Joachim du Bellay, un poète de la Pléiade, était également sourd et loin de s'en attrister il découvrait à son infirmité des côtés si consolants, qu'il la célèbre en vers fort bien tournés, dédiés à son ami. Cette pièce est intitulée : « Hymne à la Surdité »; elle est empreinte d'une dose si réconfortante de philosophie que j'en reproduirai ici les principaux passages pour apporter quelque baume au cœur des sourds à qui fait défaut la sagesse !

HYMNE A LA SURDITÉ

Je ne suis pas, Ronsard, si pauvre de raison
De vouloir faire à toi, de moi, comparaison.

. . . .

Tout ce que j'ai de bon, tout ce qu'en moi je prise
C'est d'être comme toi sans fraude et sans feintise,
D'être bon compagnon, d'être à la bonne foi
Et d'être, mon Ronsard, demi sourd comme toi :
Demi sourd, ô quel heur ! plût aux bons dieux que j'eusse
Ce bonheur si entier que du tout je le fusse.

Après s'être défendu de compter entre de ces plaisants qui louent la folie ou la peste et « sous noms de plaisirs déguisent la douleur », le poète ajoute pourtant :

Je dirai qu'être sourd (à qui la différence
Sait du bien et du mal) n'est mal qu'en apparence.

Du Bellay entre dans quelques considérations anatomiques et physiologiques assez exactes. Il décrit :

ce nerf sinueux
Qui par le labyrinth' d'un chemin tortueux
Le son de l'air frappé conduit en la partie
Qui discourt sur cela, dont elle est avertie :
Le pertuis de l'ouïe, et les trois petits os,
Qui sont à cet effet en nos temples (1) enclos :
De quel rare artifice et nécessaire usage
La nature a bâti ce petit cartilage
Qui de l'oreille étant le fidèle portier,
Droit sur le petit trou du caverneux sentier,
Bat éternellement, si d'une humeur épaisse
Qui, par sa grand'froideur, résoudre ne se laisse
Son bat continuel ne se trouve arrêté,
D'où vient ce fâcheux mal, qu'on nomme surdité :
Fâcheux à l'ignorant qui ne se fortifie
Des divines raisons de la philosophie.

Le poète assure qu'il n'est pas de ceux qui nient les maux du corps ; il fait toutefois remarquer que l'homme né sourd ne peut être malheureux puisqu'il ignore absolument les voluptés du son. Joachim du Bellay plaint seulement le sourd de naissance qui ne peut s'élever aux divines idées. Il poursuit :

Mais cestuy-là, Ronsard, qui n'est sourd de nature,
Ains l'est par accident, s'il a par nourriture

(1) Temples pour tempes.
Dans le midi, on dit encore « temples ».

Quelque savoir acquis, c'est un sourd animal
Privé d'un peu de bien et de beaucoup de mal,
Car tout le bien qu'on peut recevoir par l'oreille
Procède ou d'un doux son, qui notre esprit réveille,
Ou d'un plaisant propos dont notre entendement
Reçoit en l'écoutant quelque contentement.

Or, celui qui est sourd, si tel défaut lui nie
Le plaisir qui provient d'une douce harmonie,
Aussi est-il privé de sentir maintes fois
L'ennui d'un faux accord, une mauvaise voix,
Un fâcheux instrument, un bruit, une tempête,
Une cloche, une forge, un rompement de tête,
Le bruit d'une charrette et la douce chanson
D'un âne qui se plaint en effroyable son.

. . . .

Mais il est mal venu entre les demoiselles?...
O bienheureux celui qui n'a que faire d'elles,
Ni de leur entretien !...

Le poëte se fait une suite d'objections. Le sourd
est soupçonneux? Hé? qu'il ne le soit plus, cela dépend de lui ! Il n'est pas appelé dans les conseils
des princes? Tant mieux pour lui ! Il est taciturne?
Il ne s'attire point d'embarras. Quant aux amis, on
peut toujours causer avec eux par écrit. Entendre
un orateur peut être agréable, mais que mieux vaut
lire un bon livre !...

La surdité, Ronsard, seule t'a fait retraire (1)
Des plaisirs de la cour et du bas populaire
Pour suivre par un trac (2) encore non battu
Ce pénible sentier qui mène à la vertu.

(1) Faire retraite.
(2) Tracé.

Elle seule a tissu l'immortelle couronne
Du Myrthe Paphien qui ton chef environne,
Tu lui dois ton laurier, et la France lui doit
Qu'elle peut désormais se vanter à bon droit
D'un Horace et Pindare, et d'un Homère encore
S'elle voit ton Francus, ton Francus qu'elle adore (1)
Pour ton nom seulement et le bruit qui en court.
Dois-tu doncques, Ronsard, te plaindre d'être sourd ?

Grâce à la surdité le poète peut se promener en songeant à ses vers, sans se préoccuper des chiens qui aboient, des bêtes qui crient...

Je crois qu'alors, Ronsard, tu ne souhaites point
Ni le chant d'un oiseau, ni l'eau d'une montagne,
Ayant avecques toi la surdité compagne
Qui fait faire silence et garde que le bruit
Ne te vienne empêcher de ton aise le fruit.

. . . .

On dit qu'il n'est accord tant soit mélodieux
Lequel puisse égaler la musique des cieux
Qui ne se laisse ouïr en cette terre basse,
D'autant que le fardeau de cette lourde masse
Hébète nos esprits qui, par la surdité,
Sont faits participants de la divinité.

Et Du Bellay rappelle avec des regrets le beau temps où sa propre surdité s'était élevée au plus haut point. Rien n'eût pu le distraire de ses méditations, ni le bruit des marteaux, ni le bourdonnement des cent valets qui l'environnent, ni la causerie des fâcheux, ni même la réclamation d'un

(1) La *Franciade* de Ronsard allait paraître.

créditeur (créancier), ni les murmures du populaire
opprimé…

Je te salue, ô sainte et alme surdité,
Qui pour trône et palais de ta grand majesté
T'encave bien avant sous une roche dure
Un antre tapissé de mousse et de verdure
Faisant d'un fort hallier son effroyable tour.
Où les chutes du Nil tempêtent à l'entour.

Là je vois le Silence assis à la main dextre
Le doigt dessus la lèvre : assise à la fenêtre
Est la Mélancolie au sourcil enfoncé :
L'Etude tenant l'œil sur le livre abaissé
Se sied un peu plus bas : l'Ame imaginative,
Les yeux levés au ciel, se tient contemplative
Debout devant ta face ; et là-dedans le rond
D'un grand miroir d'acier te fait voir jusqu'au fond
Tout ce qui est au ciel, sur la terre et sous l'onde
Et ce qui est caché sous la terre profonde :
Le grave jugement dort dessus ton giron
Et les discours ailés volent à l'environ.

Donq' ô grand surdité, nourrice de sagesse,
Nourrice de raison, je te supply, déesse,
Pour le loyer d'avoir ton mérite vanté,
Et d'avoir à ton los ce cantique chanté,
De m'être favorable : et si quelqu'un enrage
De vouloir par envie à ton nom faire outrage,
Qu'il puisse un jour sentir ta grande déité
Pour savoir comme moi que c'est de surdité.

Nos lecteurs feront peut-être cette remarque curieuse à propos de Ronsard et de Du Bellay que

ces deux « demi-sourds » comme ils s'appellent, sont en réalité les rhytmeurs les plus délicats, les mélodistes les plus puissants, égalés seulement par Racine et La Fontaine. De ce fait reconnu par tous les critiques, on doit tirer cette conséquence naturelle que le sentiment du rythme est aussi peu lié que possible à l'organisme de l'ouïe. C'est une faculté presque entièrement cérébrale. Un sourd, pourvu qu'il ait une notion claire du son et de ses différences, peut, par la réflexion et par la déduction, en concevoir ainsi les plus fines nuances.

Cette opinion est confirmée par cet autre fait : le grand nombre des compositeurs de musique qui furent d'assez bonne heure éprouvés par la surdité, et aussi par l'exemple de Jean-Jacques Rousseau, orateur, musicien, le poète dans tous ses écrits, un des prosateurs les plus *nombreux* de notre langue qui connut aussi à quelque degré la surdité ! Il décrit au livre VIe de la première partie de ses confessions, qu'à l'âge de vingt-quatre ans (1736) d'étranges symptômes se déclarèrent en lui. L'usage de l'eau de montagne, crue et lourde, lui avait, paraît-il, dérangé l'estomac.

Un matin (1) que je n'étais pas plus mal qu'à l'ordinaire, en dressant une petite table sur son pied, je sentis dans tout mon corps une révolution subite et presque inconcevable. Je ne saurais mieux la comparer qu'à une espèce de tempête qui s'éleva dans mon sang et gagna dans l'instant tous mes membres, mes artères se mirent à battre d'une si

_____

(1) *Les Confessions* de J.-J. Rousseau, p. 213.

grande force que non seulement je sentais leur battement, mais que je l'entendais même et surtout
celui des carotides — un grand bruit d'oreilles se
joignit à cela et ce bruit était triple ou plutôt qua-
druple, savoir : un bourdonnement grave et sourd,
un murmure plus clair comme d'une eau courante,
un sifflement très aïgu et le battement que je viens
de dire et dont je pouvais aisément compter les
coups sans me tâter le pouls ni toucher mon corps
de mes mains. Ce bruit interne était si grand qu'il
m'ôta la finesse d'ouïe que j'avais auparavant et me
rendit non tout à fait sourd, mais dur d'oreille,
comme je le suis depuis ce temps-là. »

Parmi les autres sourds célèbres, nous devons noter le poète satirique Boileau. Ce n'était pas assez
pour lui d'avoir été dans sa jeunesse victime de la
voracité d'un dindon, il devait dans la seconde
moitié de sa vie être affligé de surdité ; elle devint
telle qu'il s'abstint de paraître à la cour. Cette seconde épreuve ne donne-t-elle pas l'explication de
ses vers atrabilaires contre le genre humain, tandis
que la première fait comprendre aisément son horreur pour le beau sexe. Mais en lisant sa satire
contre les femmes, on songe tout naturellement à
la fable du bon camarade La Fontaine, Le Renard
et les raisins.

« Ils sont trop verts, dit-il, et bon pour des goujats ! »

On m'a dit que ce romancier charmant, ayant nom
Octave Feuillet, était également sourd, mais je ne
saurais l'affirmer.

On a parlé aussi de la surdité du grand philosophe Schopenhauër, mais je crois qu'il ne fut affligé que passagèrement d'une dureté de l'ouïe.

En revanche, un demi sourd on un quart de sourd vivant et bon vivant, valant mieux en cette qualité que le pessimiste de Franckfort-sur-le-Mein,

Melior canis vivus cane mortuo,

c'est Henri Lavedan, l'humoriste du *Journal*, l'auteur de *Nos Fils*, de *La Haute*, du *Prince d'Aurec*, ouvrages, qui n'engendrent point de Mélancolie!

De même Louis Gallet, le librettiste ingénieux de *Thaïs* et de tant d'autres opéras bien connus.

TABLE DES MATIÈRES

Imp. DESTENAY, Saint-Amand (Cher). — Bussière frères.

www.ingramcontent.com/pod-product-compliance
Lightning Source LLC
Chambersburg PA
CBHW051311060726
47596CB00001B/324